総合医の時代

巻頭言

わが国の医療が現在抱えている大きな問題点の一つとして、いわゆる総合医すなわち、幅広い診療能力を持ったドクターが少ないということがある。わが国では、総合医より専門医の方が偉い、という風潮が根強いことも関係しているだろう。しかしこれは大きな間違いであり、総合医は幅広い診療範囲をカバーしなければならず、ある意味では専門医よりも大変である。今後は、総合医に対してもきちんとした評価がなされて、総合医を目指す人が増えることが必要である。

それに関連して、自治医科大学で教鞭をとっている米国人の教授は、日本の医学教育の中で一番欠けていることは「臨床推論」であると言っている。臨床推論とは、患者さんの訴えを聞いて、どういう病気であるかということを医師が議論しながら考えるということである。わが国の医療では、患者さんが「胸が痛い」というと、すぐにレントゲンを撮りましょう、心電図を取りましょう、ということになってしまう。その前に少し考えて推論すること、それがプライマリケアの基本であるが、わが国の医学教育ではそうした訓練が非常に欠けているということである。

諸外国では、総合医と専門医の協力・連携体制が確立していて、無駄な検査などを未然に防ぐような仕組みになっているケースが多い。もちろん、そうした諸国の総合医は、幅広い診療分野に対応できる高い能力を持ち、臨床推論のレベルも高い。

やはり、わが国にも総合医が必要ではないだろうか。それが、限りある医療資源を効率的に活用しながら、国民皆保険体制を維持することにつながると考えられる。

本書は、現在のわが国において、なぜ総合医が必要なのか、総合医の役割は何か、総合医を増やしていくためにはどのようにすればよいのか、といった点について、実例に即して分かりやすくまとめたものである。

本書が、わが国において総合医の普及・浸透に少しでも役立つことができれば幸甚である。

高久史麿

もくじ

もくじ

もくじ

第1章　総合医時代の到来

1．７つの病気に７人の専門医、治療優先順位わからず不安

私（水野肇）の友人のYさん（79）は普段、「俺ぐらい上手に医者にかかっている者はいない」といって自慢している。彼は、ある医科大学の教授と昵懇で、その教授を通じて、次々に病気になるごとに別の教授、ないし教授クラスの専門医にかかっている。そして、自分の医者のかかり方は最高だと信じていた。ところが彼はある日、私に「相談に乗ってくれ」という電話をかけてきた。それも「医者のかかり方について相談したい」という。日頃の主張とはちがうなとは思ったが、ともかく会ってみた。

Yさんがいうには、たしかに現代医学の最高レベルで診断・治療してもらっているのだが、後期高齢者の彼は、検査をすれば次々に新しい病気が見つかって「病気でない部分はどこなのだろう」と思うぐらいあちこちに「異常」が発見され、それもれっきとした病名がつく。Yさんにしてみると、一体この治療はどういうふうにやればいいのか、多くの病気にかかっていて、治療の優先順位をどう決めればいいのかわからないので不安だという。

なにしろ現在診てもらっている専門医は、少なくとも7人いる。病気も当然7つ以上ある。これをどの順番で治療すればいいのかをそれぞれの専門医に聞いてみても「自分の診断した病気の治療をするように…」というだけで、他の病気（Yさんの罹患している）については何もいわない。お互いの遠慮なのか、他の領域を犯してはいけないという掟《おきて》でもあるのか、専門医という範囲での話しかしない。他の病気について質問すると、「それは私にはわかりませんから、あなたのかかっている専門医に聞いてください」というだけでラチがあかない。Yさんはどうしていいのか頭を抱えている。

2．31種類もの薬、多すぎて減らしたいが

もうひとつ似たような話がある。やはり私の友人のKさん（80）の例だが、Yさんと同じように大学病院の各科でしかるべき優秀な先生に診てもらっている。ところがある日、自分が毎日処方されている薬が31種類もあることに気づいた。「こんなに飲んでも大丈夫か」と思い始めた。かかっている先生たちに薬のことを聞いてみても、みんな「自分が処方した薬は飲んでください」というだけで、どの薬は絶対やめてはいけないとか、どの薬は飲まなくてもいいというようなことはいわない。

そこでKさんは思いきって、処方してくれる調剤薬局に聞いてみた。すると薬剤師は、「私

たちは医師の処方にタブーがあったり、明らかに処方にミスがあると思ったときには連絡をしますが、全体の量が多いのではないかとか、処方をやめるようになどということは金輪際いえない」という。Ｋさんはどうしたらいいのか思案投げ首で、ビクビクしながら31種類もの薬を毎日飲んでいる。

これは一体どういうことなのか。ＹさんもＫさんも当代一流に近い医師に診療を受けているのだが、実はそれがわざわいしているのである。

大学病院というところは、医学が発達したため、臓器別に分かれた「人体修理工場」のようになっている。医局というのは、臓器別に診断治療する仕組みになっていて、人間全体を診る診療科はないといってもいい。もちろん、血液のがんである白血病のようなものは、血液が全身を流れてはいるが、全体を診ているのではなく、血液という「器官」を診ているのである。

一方、ＹさんやＫさんは「自分」という人間全体から考えて、悪い部分があれば、どの順番で治療していけばいいのか、あるいは薬全体が多すぎるのではないか、多いのなら、どの薬剤を外せばいいのかを知りたいのである。しかしいまの臓器別の大学病院は、こういった疑問に答えてはくれないのである。

3．まず総合医に診てもらう、大学病院に直接行くのは邪道

Yさんや K さんの不満の原因は何だろうか。端的にいうと、2人とも医師のかかり方を間違えているのである。病気になった場合、本来の在り方としては、まず総合医（家庭医ともいう）にかかり、ここで診てもらう。もし総合医が十分に自分の診療所でなおせると思ったら、診療する。しかし、施設や機器あるいは技術が伴わないと判断した場合には、大病院や大学病院に紹介する。これが「診療のルール」なのである。ちなみに欧米の場合、家庭医のところで診療して治ゆするケースは外来に来た患者の約90％にのぼる。したがって大病院や大学病院に回される患者は10％にすぎない。

本来、大学病院のような高度施設と技術をもった診療機関では、患者は原則として紹介患者であるべきで、一般の患者が大学病院等に直接行くのは「邪道」だといってもいい。早い話が、健康に異常を感じても、どこが悪いのかは素人ではまず判断できない。したがって、どの「科」に行って診てもらったらいいのかわからないのが普通である。家庭医学辞典のようなものは、たしかに系統的に知識は紹介しているが、病気の場合、ほんとうに悪い個所がどこなのかが容易にわからない点が厄介なのである。

この点を上手にクリアする方法は、日頃から総合医を一人持ち、健康についてはその先生にご厄介になることが必要であり、常道なのである。「総合医」というのは、基本的な

総合診断力を持っているほか、患者やその家庭を広く知り、往診をはじめ地域での公衆衛生等の面倒をみ、「家庭医」としての力を持ち、信頼を集めていなければならない。こういう「先生」は、かつての日本には数多くいた。しかし、いまは少なくなりつつある。

４．臓器別専門医が中心で家庭医は減る

それは、医学の流れが臓器別の専門医が中心になったということにあるのはいうまでもないが、もうひとつは、医学が進歩して、かつて（戦前）のように、大学の医学部で受けた教育に、わずかの日頃の研鑽を加えただけでは医師として一生十分に任務を全うすることができなくなったということがある。不断の研鑽が先決条件で、総合医はオールラウンド・プレイヤーでなければできないので、昔のように、大学を出て開業してやっていくだけではうまくいかないのである。

現在の日本の制度では、医学部を出て、医師国家試験に合格しただけでは開業できない。国家試験合格後、２年間は大学医学部や大学院で内科、外科、産婦人科、公衆衛生の診療科などをローテートすることが必須となった。数年前からの改革であるが、実際には各科を２年間ローテートしたくらいではとても開業してやっていくような力はつかない。

現在の開業医は「かかりつけ医」（日本医師会・村瀬敏郎会長時代の命名）と称せられ

ているが、この中には優秀な人もいるが、全く医学教育は中途半端で、専門医を志向していたが、そのレベルに達せず、さりとて総合医の修業もしていない医師もいる。国民の多くは、この中途半端な医師を信頼していない。このため、多くの国民がいきなり大病院や大学病院に行く傾向が顕著になるわけである。しかし、繰り返すが、いきなり大学病院に行くのは、あまりいい方法とはいえないし、国民にとって不幸である。

世間では、日本が長寿王国になったのは、医療機関へのアクセスがよくて、健康保険証1枚で、大学病院でも大病院でも開業医でもどこにでも行くことができることが大きな理由だといっているが、それは必ずしも正しくないのではないかという意見の方が現在では多数派になりつつある。

5. 総合医の典型、北海道の方波見医師

このあたりで、典型的ともいえる「総合医」を紹介しよう。北海道の奈井江町で開業している方波見《かたばみ》康雄先生である。

方波見先生は同町で開業医の子として生まれ、昭和27年（1952年）に北海道大学の医学部を卒業した。そして当時、医学の最先端の研究をしていた武田勝男教授が主宰する病理学教室に入った。そこではがんの免疫や吉田肉腫の研究をした。その後、内科学教室

に入局、内科学を学んだ。病気がちだった父の意向もあり、方波見先生は、１９５９年に奈井江町に帰り、開業医としてスタートした。

その後の方波見先生は、能力と体力を全開して地域の医療と取り組んだ。往診には必ず応じ、臨終の際には必ず清拭をして、家族の悲しみを自分の悲しみとして受け入れるようにした。地域の住民の多くは、幼少時からお互いに知っていた人が多かったので、自然に溶け込むことができた。

方波見先生にとって一番大切だったことは不断の勉強である。これは単に医学という学問の進歩に追いついていくということだけでなく、人間性の涵養にもきわめて重要で、日頃の接触の中から地域住民の医療への要望を汲みとり、できるだけ満足してもらえるようにする努力は大変だった。

奈井江町で方波見先生は、少しオーバーにいえば地域住民から「神様」のように思われている。そのことの善し悪しは別として、方波見先生は「絶対の存在」であり、住民は先生に頼り切っている。重病なので近隣の大病院に紹介して治療を受けても、自宅に帰って方波見先生の診療を希望する。旅行先で病気になったり、息子や娘のいる大都会で病気になってその地区の大病院で入院して治療を受けても、奈井江町に帰りたがる人が多い。

6．地域で生老病死を支える、住民にも絶対の存在

こうしたことから方波見先生は、できるだけ地元の奈井江町で患者を診てあげたいと思い、同町にある有床診療所の病床に自分の患者を入院させて、診療所の先生と一緒になって診療するという、いわば「オープンシステム」を採用している。これには北良治町長も積極的に協力し、住民に喜ばれている。

ただ、方波見先生にとっては、かなり多方面にわたって勉強しなければならないということもあるが、先生のひとつの生きがいにもなっていて、うまくいっている。住民は、制度としてオープンシステムを知ってからは、できれば町立の有床診療所に入院して、近隣の大病院に行かなくてもいいようにしてほしいという要望が強まっているという。

こうした方波見先生のような「総合医」は、非常に少なくなっていると思う。見方によれば、方波見先生は「前世紀の遺物」と思う人もいるかもしれない。過疎地・島嶼《しょ》部や医療のへき地で医師が一人しかいなくて、その医師が長く居ついているようなケースは、少なくとも都市部では現在はほとんどみられないのではないか。

しかし、かつて昭和20年の終戦頃までは、方波見先生のような医師は、全国にたくさんいたにちがいない。医療の歴史を見ても、明治7年にヨーロッパ医学（ドイツ医学）が日本に導入されて以来、大学病院に残って研究するごく一部の臨床医以外は、ほとんど全員

が開業して、いまでいう「総合医」になった。そこで「名誉ある自由人」として活躍した医師の中には方波見さんタイプ、つまり「赤ひげドクター」が結構多かったと思う。それが、病院勤務医という専門医志向の新しいタイプの医師が登場するのに反比例して減っていった。しかし総合医は、現実の医療の場では絶対必要なのである。『生老病死を支える』(岩波新書)と題した方波見先生の著書があるが、まさに総合医の真髄ともいえる。

7．上手な医師のかかり方は信頼できる総合医をもつこと

「生老病死を支えてくれる医師」は、当然のことながら大学病院にはいない。一部の大学医学部には「老人病学」という教室もあるが、そこでは老化の研究は行われても、生老病死を担当している教室や科はない。しかし、国民のほうからいうと、生老病死を総合的に担当し、判断してくれる医療を求めているわけである。

冒頭に紹介したYさんやKさんは、自分自身を支えてもらう医療について、考え方を誤っているのではないかと思う。

私たちは、とかく医学の発達に目を奪われる。世界を震撼させるような研究を見て、それらの研究をしている医学部というものに驚きの目を見張る。それはそれで結構なことなのだが、そういう研究をしている所に行けば、自分の病気はなおしてもらえるし、健康で

生きていくことができると錯覚する。そのこと自体、全部がまちがいではないが、私たちが健康に生活し、病気になったときにどういう対応をすればいいのかというときに、大病院に行って最新最高の研究成果を受ければ解決すると思うのは誤りなのである。

大学病院（医学部）というところは、臓器別医学といって、人間を臓器別にくわしく研究し、それがいまの医学の発達に大きく貢献してきていることは事実である。しかし、これは見方によれば、医学という大きな基盤の中のほんの1つの目をいじっているようなもので、全体像とは縁の遠いものである。

患者のほうからいうと、本人の心身のどこが悪くて、それが健康・生命にどのように影響しているかを知ることがなにより重要なのである。しかしこの点は、大学病院の細分化されたどの科に行っても解決してもらえない。解決してくれるのは「総合医」しかいないのである。

さきにも触れたが、「上手な医師のかかり方」としては、私たちは、まず一人の信頼のおける「総合医」と懇意になり、いつもこの先生に診てもらう。たいした病気でないときや日頃の健康管理の問題は、この先生に相談し厄介になる。しかし、非常に面倒な検査を必要としたり、高度の機器がないと診断のつかないときや、むずかしい手術を必要とする病気などの場合には、その総合医の先生から、専門医のいる大病院や大学病院に紹介してもらうのが正しい。現に欧米の多くの先進国では、このことはきちんとしたルールになっている。

8. 総合医で90%解決、大病院への紹介は10%

ヨーロッパでも国によっては若干ちがうが、基本的には、日ごろは総合医（多くの国ではファミリー・ドクター＝家庭医といい、一部の国ではGP＝ジェネラル・プラクティショナーと呼んでいる）に診てもらうのを原則としている。ヨーロッパの総合医は先にも述べたが、自分のところにやってくる患者の90%を解決し、手におえない10%の人を大病院や大学病院に紹介する。日本では、ここのところを調査したものはない。

日本の場合、ほんとうの意味で「総合医」と呼ばれる医師の数はそれほど多くないという指摘がある。日本医師会のA会員（開業医）は約8万人いる。この中には、眼科、耳鼻科、皮膚科等の単科を標榜している医師がある程度いるが、いわゆる「かかりつけ医」と医師会が呼んでいる開業医は一応、総合的な仕事をしているとみられる。

しかしこの中には、専門医を志向していたが、開業医であった父親が死亡したので後を継いだというケースなどもあり、これらの開業医の中には、総合医としての十分なトレーニングを受けていない医師もいる。これは日本の制度が中途半端で、数年前までは医学部を卒業して国家試験に合格するとそのまま医局に入局し、直ちに専門医としての訓練を受けるため、いわば基礎を総合的に勉強する機会がなかったこともある（現在は医師になって2年間は各科をローテートしなければならないようになっている）。

9．総合医が全体を見て処置の順番を決める

人間は、若いときにはほとんど病気にならない。これに反して老人は、「病気のデパート」といわれる。早い話が、人間が最も病気にならない働き盛りの医療費と後期高齢者の医療費を比べると、数倍もの差がある。このことは別の面から見ると、高齢者になるまでは、人間は病気になっても、せいぜい1つか2つの病気しかない。しかし老人になると、数多くの病気に同時にかかる。これは老化現象もからんでいるためではあるが、数種類の病気に罹患した場合、誰か1人の医師が全体を見て、どれが一番重要かを判断して処置の順番を決めることが必要になる。

非常に厄介なことは、老人が「病気」と思っている現象や症状のすべてが病気といえない場面もある。たとえば、身体の節々が痛いといった場合、重大な病気につながっていることもあるが、単に老化による生理現象のような場合もある。この判断はとても素人にはできない。だからといって、ちょっと身体の一部が痛いからといちいち大病院の整形外科

に行っていては、大学病院に日参するようなことになるし、医療費もバカにならない。

社会的にはあまり指摘されていないが、総合医にかかれば、初診料とわずかな処置料ですむ軽医療の病気の場合、大学病院で診てもらうと結構高額になることも多い。これは、ある意味で当然のことである。大学病院や大病院は診断の最終関門だという自覚が病院側にあるため、検査もきっちりするし、高額のものも多い。これを一概に「無駄」というのは、まちがいだろう。

ごく卑近なことをいえば、東京都内にある有名私立大学病院では一日に外来に来る患者が5千人近くもいる。この病院本来の在り方からいえば、高度なこの大学病院でないと診断や治療のできない患者が、総合医等の紹介患者として診療を受けに来るのを診るのが目的のはずである。しかし実際には、紹介患者でない人がこの5千人の相当部分を占めている。普通の人がいきなりこの大病院に「患者」としてやってきて、実際にはどの科に行って診察を受けていいのかわからず、うろうろするという結果になりやすい。

10・大病院にある無駄——外来患者は増収につながるが

最近は情報が発達したうえ、ネットの進歩もあって、どの病院には何という「名医」がいるという情報は馬に食わせるほど氾濫している。ここで非常に重要なことは、自分がかかっている症状はどこが悪いのかということについて、「自己診断」は的確にはできないということである。

大学病院というのは、さきにも説明したように、碁盤の目の一つを専門的に研究・治療しているところなので、自分の専門範囲内の病気か、そこから外に出ているかをまず判断して、自分の専門に関係がなければ除外するだけで、患者はまた別の科に行かねばならないということになる。これは大きな無駄だと思うが、そのことを指摘する人は意外に少ない。

ただ、これには厄介な問題がつきまとっている。早い話が、こうしてやってくる紹介状のない外来患者が、実は病院にとっては「お客様」という面がある。病院経営にとって収入の向上がどこの病院でも大きく呼ばれており、とくに小泉内閣の医療費削減政策以来、病院収入には一段と敏感になっている。そのため、こうした「外来患者」は増収につながるいわば「ドル箱」でもある。

しかし、一方で勤務医は、「無茶苦茶に忙しい」と訴えている。現に昼食を時間通り食べられる医師などいない。激務のあげく辞めていく医師が問題となっているが、この外来の不合理が別の面での問題点でもある。

11．尊敬できる医師は家庭医であり専門医の格下ではない

「心臓外科の父」といわれて外科医たちの信頼を一身に集めていた榊原仟《しげる》博士（元東京女子医大教授）は生前、私に次のようによく言っていた。

「私は『心臓外科の父』などといわれているが、私のやってきたことはそんなに尊敬に値するものではない。そもそも専門医というのは、医学という大海のような広い学問の中で一点だけできるようなものである。いわば、時計の修理工にたとえていうと、ロレックスに関してはどんな仕事もできるが、それ以外の時計は修理できないのである。たまたま心臓手術の適応病の患者に当たらない限りは、まったく役に立たないわけである」

「医師でほんとうに尊敬できる仕事をしている人は家庭医（総合医）である。この人たちは医療のオールラウンドプレイヤーであるだけでなく、個人の『ゆりかごから墓場まで』付き合っている人たちである。『名医』というのは家庭医の中から出てくるもので、専門医の名医というものはない」

「ところが日本の専門医は、総合医（家庭医）に対して、一段格下の医師だという見方をしている。専門医がこういう考え方をしているので、国民もそのように考えている。これは考え違いも甚だしい。医師（専門医）のこのような考え方を改めない限り日本の医療はよくならない」

榊原先生は、肺がんになって手術を受けたが手おくれだった。先生はこのことをよく知っていて、再発するまでの間に、残した仕事を次々に片づけていった。そして「再発しても治療は受けない」と言っていた。再発した際、東京女子医大は面子にかけて入院してくれと頼み、榊原先生は「治療は一切やらない」という条件で入院し、従容として亡くなった。

12. 内科王国から外科万能時代の名残り

手術後、小康を保っていた榊原先生に呼ばれて一夕、ご馳走になった。そのとき先生は、「家庭医が一段下の医師であるという考え方を改めるため、君は努力してくれ」と二度もいわれた。私は今でもこの言葉を先生の遺言と思っている。

たしかに、臓器別の専門医を中心にした大学病院のシステムが、医学が長足の進歩をとげた要因であることはまちがいない。だからといって、専門医が総合医より格が一段上だという考え方は明らかに誤りである。

識者の中には、医学に素人である患者が、まるで太平洋にボートで漕いで出るのに等しいような、いきなり大学病院に行くことを、制度上まったくのフリーにしているのは解しかねるという人さえいる。にもかかわらず総合医問題がもうひとつ脚光を浴びない理由は、第一に現在の医学の主流を占めている専門医が総合医を一段下の医師と見ていることにあるといってもいいだろう。

このような見方は、形は変わっても、医療界には古くから存在した。「総合医軽視」はその名残りともいえるだろう。

たとえば、明治7年に日本にドイツ医学が輸入されて以来、医師の本流は「内科」と「外科」にあった。医師というのはこの2つの科で代表されていた。どちらかといえば内科のほうが主流だった。というのは、内科は「外から診断する」もので、その診断は「××教授が○○病と診断されたから間違いない」とされてきた。これは内科王国であり医学部の封建制を示すものであった。

戦後、アメリカ医学の発展によって、外科万能時代を迎えたこともあったが、最近はがんも心臓も手術の範囲が狭くなり、ファイバースコープの先にメスを付けて行う「手術」が先端技術になり、様相も変わっている。そのために総合医のような、医学の学問以外に社会性が重視されるものは、専門医の目には医学の圏外に見えるのであろう。

13. 総合医養成の業績、佐賀医大と川崎医大

聖路加国際病院長の福井次矢先生は、熱心な総合医重視論者である。先生は京大医学部を卒業後、総合医の研究に力を入れ、佐賀医科大学に教授として赴任し、総合医養成のた

め「科」を立ち上げた。佐賀医大での業績は、総合医づくりのモデルとして燦然と輝いている。

この業績を見て、母校の京大にも総合医の講座をということで呼び戻され、福井先生は講座の開設に着手しようとしたが、教授会は「総合医は医師とはいえない」といった理由で反対し、京大では科も講座も実現しなかったという。

日本で総合医の養成に最も熱心だったのは、倉敷市の川崎医科大学を創設した川崎祐宣元理事長である。

川崎先生は、終戦のときは19床だった外科診療所をどんどん発展させ、昭和45年には医科大学にしたという稀有な実績の持ち主である。医科大学スタートのとき川崎先生は、「私はこの大学からノーベル賞をもらうような医師が誕生することはまったく期待していない。私が目標としているのは、地域の住民の方々から信頼される家庭医を数多くつくることである。この目標のために私は医科大学を創設したといってもいい」と述べた。

川崎先生は早速、理想の家庭医を養成することを目的とした教室を立ち上げた。家庭医に興味をもち実践したい医師、理想の家庭医を目指している若いドクターたちが全国から教室に集まってきた。当初は比較的順調にスタートしたが、この教室も他の教授たちの理解が得られず、地域住民には惜しまれながら廃止せざるを得なくなった。

14．秀才タイプより人間の温かさもった人

しかし当時、川崎医大で家庭医講座を習得した医師たちは全国に散らばって、現在も各地で活躍しており、一部の大学医学部では教授として迎えられて、総合医の養成に努力している。いいかえると、家庭医の養成コースが機能していた時代の卒業生が地域に戻って開業した場合、地域の評判はよく、川崎医大の評価を高めたのである。

川崎先生は、偏差値の高い高校生しか大学医学部に進学できないことを憂慮していた。医師というのは偏差値がとびぬけて高い秀才がなるのにふさわしい職業ではないといっていた。

理科系の学問で高い頭脳水準・知識を必要とするのは純然たる研究者になる人であり、これらは数学、物理、化学、生物学といった分野を学ぶ人の一部に要求される。しかし医学は純粋科学ではないので、頭脳そのものよりは人間性の豊かな人が医師になるべきであり、「冷めた秀才タイプ」は医師にふさわしくないというのが川崎先生の持論だった。

この考え方は正しいと思う。医学部には基礎医学という分野がある。解剖・生理・生化学・法医学・病理学といった学問である。教授にはおおむね医学部出身の医師がなっているが、生化学などは、学問の性格からいっても、大学で医学を勉強した人より、理学部で

化学をきっちり勉強した人の方が優れている場合もある。現にノーベル医学・生理学賞の受賞者の中には、医学部出身者ではない人も結構いる。本当の研究者は、医学のような人間くさい学問よりは、純粋な形のサイエンティストのほうがいいというわけである。

川崎先生がよくいっていた「人間の温かさをもった医療」というのは、たしかに秀才であればできるというものではない。「医師は秀才のにおいを取り払うことから第一歩を踏み出す」といえるのではないだろうか。

15. 総合医の養成は大学病院ではできない

「総合医養成のネック」といわれていることのひとつに、「総合医の修練は医学部ではできない」という問題がある。医学部というところは、何でも勉強することができる場所だと思っている人が多い。一般の人々だけでなく、医師でさえそう思っている。それぐらい医学分野は医学の殿堂であり、知識の宝庫だと考えられている。

総合医とはそもそもどういう能力を持っている必要があるのか。これまで説明してきたが、①地域住民が異常を訴えてきたときに、それをしっかりと診て、自分で処理できる患者と大病院や大学病院に紹介する患者とをきちんと識別する、②総合医が大体自分で処理できる患者は来診した患者の90％くらい（欧州各国の場合）、③患者の健康管理に留意するとともに、患者全体を人間的に診療する。そのためには単なる医学知識や技術以外のものを必要とするなどの点があげられる。

先に紹介した福井先生は、①患者さんの抱えている目の前の問題点を解決する能力、②患者さんから信頼してもらえる能力、③病気にならないような予防医療を実践する能力の3点を総合医の能力としてあげる。

大学病院に設置されている「総合診断部」でこの3点を教えることができるかというと、多くの医師は「それは不可能だ」という。大学病院では、「せいぜい診断力のトレーニングぐらい」しかできない。

たとえば内科では現在、臨床検査や各機器の検査によって病名診断をつける。病名が決まればマニュアルがあってそれに沿って治療が行われる。戦前の医学のように、病名がわからないために内科の専門医による診断力が問われることは非常に少なくなった。

16. 地域の診療所での実地訓練以外にない

現在の大学病院の総合診療科というのは、開業医の紹介状も持たずに病院にきた患者に診断をつけ、軽症の場合は治療するか、日頃かかっている総合医のもとに返す。重症の場合は、他科に紹介する。それだけのことである。

消化器内科を専門とし自身も総合診療を担当している東京医科歯科大学の田中雄二郎教授は、次のようにいう。

「総合医を希望して私の教室にやってきた人たちを見ていると、大学で教えてもらえることはきわめて少ない。とても総合医として進歩するとは思えない。ところが、あまり医療機関のない地域で開設している診療所へ2週間くらい泊り込みに行かせて、そこの総合医の先生に24時間訓練してもらうと、生き生きとした表情で実力も格段に進歩して帰ってくる。これを2、3回繰り返せば、人によってはかなりのレベルになる」

これをいいかえると、総合医の養成は、実地訓練以外にいい方法はないということにもなる。大学病院では、地域住民の生活や考え方、あるいは文化や歴史を学ぶことは不可能である。患者サイドからいえば、入院中に精神的な苦痛を訴えても、せいぜいトランキライザーか睡眠薬を処方されるぐらいで、強く訴えると精神科に回されることもある。

地域で病んでいる人は、単に臓器や器官が悪いだけではない。人間そのものが病んでいる場合もある。これを判断して的確に対応する能力のある医師が総合医である。まさに方波見先生のいうように、「生老病死を支える」のが総合医である。このための訓練は大学病院ではできないし、もともと総合医の養成と大学病院とは同居しにくい事情もある。

17. ヨーロッパの総合医――半世紀の歴史もつイギリス

このあたりでヨーロッパの総合医について概観してみよう。

総合医、つまり家庭医（ファミリー・ドクター）とかＧＰ（ジェネラル・プラクティショナー）というとすぐ思い浮かべるのはイギリスである。イギリスはファミリー・ドクターの制度を採用して以来、半世紀以上（60年）の歴史をもち、一応定着している。

サッチャー首相が、日本の小泉首相がやったのと同じ一律医療費削減政策を１９９０年代初頭に行ったため、制度自体も危機にさらされたが、ついで登場したブレア首相がＮＨＳ（ナショナル・ヘルス・サービス）予算の６割増を５年間続けたことにより、小康を得て立ち直っている。それまではイギリスの医療費は先進国中最低（ＧＤＰ対比）だったが、ブレアの政策によって、その次に低かった日本を追い抜き、現在では日本の医療費はＧＤＰ対比で先進国中最低である。

イギリスは総合医の制度が法制化されている。国民は病気になった場合、登録している診療所のＧＰ（登録者の限界は約2、６００人）のところに行って診てもらう。重病の場合はそこから大病院・大学病院に紹介して診てもらう。そのさいには健康保険が使えるが、いきなり大病院・大学病院に行った場合には医療費が全額自己負担というペナルティが課せられる。

ただ、大病院などでの待ち時間（ウェイティング・リスト）が長すぎて、白内障の手術は3年も待たされるというのがかつて問題になった。イギリスの富裕層はPPPとかBUPAという民間保険に加入して、大学病院で直接診療を受け、民間保険で支払うという方式が定着している。

いずれにしても、この制度はNHS（国営）の当然の姿として国民に受け入れられ、国民にもGPを選択する力がついてきている。

一方、GPのほうも日本の「かかりつけ医」のような「あいまいな」形のものではなく、GPになった人は腕も確かで、ほとんどの人が「医師免許証を取ってからGPになるまでに5〜7年の努力をした」といっている。この点はデンマークやオランダなども同様で、わずかの講習を受けただけでGPになるのではない。「GPという名のスペシャリスト」といわれるぐらいの修練が必要なのである。

18. 病院中心主義からグループプラクティスへ転換

イギリスと様相を異にしているのはスウェーデンである。スウェーデンはヨーロッパで最も早く（1936年）から社会保障に取り組み、イギリスとは全く違う。

スウェーデンは第2次世界大戦終結の1945年以降、一定の住民数に対応した病床を確保することを医療政策の根幹として整備してきた。つまり、病院中心主義であり、病院の医師はすべて公務員にした。そのあおりを受けてヨーロッパの各国同様に存在していた家庭医は激減し、一時は医師全体の10％以下にまで低下した。

勤務医は公務員でサラリーをもらうのに対して、家庭医は自由業なので、それも保証されず、国は家庭医などなくても病院が完備していればいいという姿勢だった。病院の整備は1975年に達成した。これで一安心と思ったところ、国民を施設に隔離しては決していい結果にならないという主張がその頃からスウェーデンでは支配的になり、在宅療養が強調されるようになった。

こうした背景もあって、スウェーデンでは突然、「家庭医が必要だ」という政策転換をした。しかし、これは一朝一夕にできるものではない。なにしろ大学医学部は臓器別医学以外は考えていない。医師会にも特別な対応策はない。そこで政府が家庭医を強調しても、なかなか実を結ばない。政府の掛け声に応じて誕生した「診療所」は、いわゆるグループ・プラクティスだった。

数人の各科の専門医、ないしはその途上にある人が集まって、内科で総合診断のできる人を必ず最低一人は入れて、グループで診療するスタイルがあらわれた。イギリスでもこのスタイルの診療所はかなり増えている。その理由のひとつは、総合医の訓練を受ける場がないこと、また、一人で診療所をやることの精神的・肉体的負担を解決する方法でもあることがあげられよう。

19．料金は開業医自身が決めるフランス

フランスの医療政策は、ヨーロッパでは少し変わっている点がある。それは、フランスには専門医の開業医がかなりいるという点である。もう一点は、フランスは日本のように健康保険証一枚で開業医でも専門医でも大病院でも診療が受けられるようになっていることである。

さらに、フランスの開業医にはセクトール（sector）Ⅰと同Ⅱという医師がいる。Ⅰは医師の労働団体との契約どおりの医療費を受けとる医師、同Ⅱは協約金以上の料金を請求していい医師である。これはベテランの医師の技術を評価した制度で、世界でフランスだけの制度であり、料金は医師自身が決める。高すぎると患者離れを起こすし、低いと患者が殺到して忙しすぎるようになる。

この「請求できる医師」の認定は、医師会が行っている。国民からみると、少し割増金を出せばいい先生に診てもらえるという制度で、各国では「大人の制度」と評価している。

フランスの一般医の教育は、医学部（4年制）の3年次に行われるアンテルヌ試験で不

合格となった者、一般医を希望する者は、2年間の研修を経て一般医となる。なお、専門医になる人は試験合格後、4～5年間の専門教育を受けなければならない。

フランスの開業医数は6万7、880人で週57時間労働、平均報酬は6万7、880ユーロとなっている。専門医数は5万1、310人で、平均報酬は週51時間労働で11万1、000ユーロである。

20・日本はどうする——診療所で訓練、日医等が認可

さて、日本は総合医時代の到来にどうすればいいのか。いろいろな意見はあるが、日本にも総合医制度を導入すべきである。イギリスのように法律上の明確な位置づけをするのがいいかどうかは議論をまつべきだが、かなり融通性のあるものでもいいのではないか。「医師にかかる」ということは基本的には国民個人個人の選択であり、制度上の規制と同等に論ずべきものではあるまい。イギリスのように登録制にして医師を固定するのがいいのか、フランスのように毎回、自由に選べる（現在の日本もそうである）ほうがいいのかという問題がある。診療報酬面で考えねばならない点も多い。

ただ、基本的には、総合医というのは「総合医というう名のスペシャリスト」という考え方で展開されなければならない。日本社会特有の「かかりつけ医」というようなあいまい

なことですましてはいけない。

総合医としての訓練が十分に行える診療所で一定期間の訓練を受け、その診療所は日本医師会が指定するような明確なものにし、そのうえで総合医を認可するのは学術団体である日本医師会や学会とすべきだと考える。

こういったきっちりとしたシステムのもとに日本の総合医を誕生させるべきで、そのさい、グループ診療も総合医として認めるべきだと思う。

最後にひとこと。大病院や大学病院にも「総合診療科」は必要と考える。日本の場合、イギリスのように強制的に、いきなり大病院や大学病院に行った人は全額自己負担というわけにはいかない。多少のペナルティはとられても、そういう患者を救済するにはまず総合診療を行うことが必要である。


（初出　『社会保険旬報』No.２４２１～２２（10・４・21～５・１号）別冊）

第2章　総合医とは

1. 総合医の役割

第1章で、わが国においても総合医が医療の中核を担う総合医時代が到来することを述べたが、総合医の役割について、少し定義を含めた形で整理しておきたい。国民健康保険中央会では、総合医に関する研究会（水野肇委員長）が10年間継続的に設置され、調査研究を進めてきた。その間に国内・国外を含めて１００回を超える聞き取り調査を行うとともに、50回を超える会合での議論を経て、総合医のあるべき姿、社会において果たすべき役割を検討してきた。10年といえば短いようで長く、その間の社会的な状況も変化して、様々な論点が浮かんでは消え、消えては浮かんだ。

その中で、結論として、総合医がいつの時代にあっても、どのような社会であっても必ず果たすべき役割として残ったのは、次の４つの点であった。

●地域の住民によくみられる症状に幅広く対応する。

●初期診療に対応し、他の専門的な医療機関等を適切に紹介する。
●住民や患者と継続的な関係を保つ。
●住民や患者の疾病予防や健康づくりを行う。

1番目の「地域住民によく見られる症状に幅広く対応する」という点については、専門分野にこだわらずに幅広い症状に対応するということであり、何よりも、病名や原因は分からなくても体の不調を感じて総合医のところにきた患者の症状を取り除くことが求められる。実は、病名や原因が分からない症状を的確に診断して、適切な対応を行うことはとても難しいことである。症状の原因や、病状が治るか治らないか、どのくらいで治るのかを見分け対応することはもちろん、患者に十分に説明することも必要である。

2番目の「初期診療に対応し、他の専門的な医療機関等を適切に紹介する」という点については、まずは体の不調を訴えてやってきた患者を最初に（初期に）診るということである。もちろん、簡単な病気で総合医で対応することで治せるものも多いが、もしも高度な疾病で専門的な医療を必要とする病気の場合には、他の医療機関すなわち大きな専門病院や大学病院などを紹介することが求められる。場合によっては医療機関ではなく、保健・福祉のサービス提供機関を紹介することも考えられる。そうした紹介機能を適切に果たすためには、普段から幅広く他の医療機関や保健・福祉サービスとのネットワークを構築しておく必要がある。総合医だから何でも全てに対応するということではなく、自分がどこまで対応するかをよく見極め、他の専門的な医療機関等と適切に協力・連携していくことが求められているのである。

3番目の「住民や患者と継続的な関係を保つ」も総合医の大切な役割である。地域の住民や患者は日々の生活の中で何らかか医療的な困り事や、医師に相談したいことを抱えているものである。わが国では急速な高齢化が進展しており、社会全体における高齢者の増加が著しいが、高齢者になるほど、複数の疾患それも慢性疾患を抱えているケースが多くなり、医師への相談ごとが増える傾向にある。そうした住民・患者からの相談を嫌がることなく、気軽に応じ、訴えや話しをよく聞いてあげる役割も総合医の役割である。そのためには、普段から住民・患者の生活に関心を持って、地域の住民や患者の健康をサポートするという意欲を持っていることが求められる。また、地域というステージを通して、住民・患者と総合医が交流を継続することも大切であり、例えば、大きな専門病院や大学病院での入院生活を終えて在宅すなわち地域に戻ってきた患者の退院後の生活支援や診療を引き継いでいくという点も、総合医の役割である。住民・患者と総合医の関係は一朝一夕にできるものではなく、何十年もかけてお互いの相互信頼を大きくしながら、少しずつ強固なものとなっていくものなのである。

4番目（最後）の「住民や患者の疾病予防や健康づくりを行う」という点についても、総合医のあり方にとっては必須の項目である。わが国において既に総合医として活動している医師にインタビューすると必ず共通して言われることがある。それは、そうした医師が、活動しているステージである地域を自分の専門分野として強く意識している、ということであり、いわば地域の主治医として活動しているという点である。それは、地域の状況をよく把握して、地域住民の生活をよく見ている、ということにもつながるし、地域の住民全体の健康に気配りし、疾病予防や健康づくりの活動に積極的に取り組む、ということにもつながるのである。旧名田庄村（現在は市町村合併で「おおい町」となった）の名田庄診療所長である中村伸一先生は、その活動がNHKのテレビでも取り上げられるほど有名かつユニークな総合医であるが、旧名田庄村では保健福祉課長の職にあり、住民全体の健康度を高めるために国保ヘルスアップモデル事業にも取り組んできた。その中村医師は、次のような指摘をしている。

「若い頃は旧村内の3、000人を面倒見ていると思っていたが、実は地域に育てられてきたと実感している。（総合医は）地域が好きであることが重要である。多くの医師は地域医療をやりたいと思っていても、失敗するケースはある。地域よりも医療に比重が大きいと失敗するのではないかと思う。実は地域の方が比重が大きい」

長年、地域で総合医の活動に取り組み、住民から絶大な信頼を得ている医師の重みのある言葉である。

２．診療所と病院の地域における活動と役割

わが国では、医療機関の役割分担や機能連携が不十分であり、そのことが無駄を発生させているという議論もある。理想的には、地域医療を行う診療所と地域医療を行う病院、専門医療を行う病院がそれぞれの機能分化を行いながら、適切に協力・連携していくことが望ましい。もちろん、地域医療を行う診療所を起点として患者の紹介・逆紹介が円滑に行われることが前提であり、地域医療を行う診療所にたくさんの総合医が存在することが求められるが、診療所だけでなく、地域医療を行う病院や専門医療を行う病院にも総合医が配置されているとよいことが多い。患者の入院や退院の際に、地域の総合医と協力・連携したりするときに病院側にも総合医がいる方が円滑に進めることができるからであり、また、専門医の集団である病院という組織において患者に対するコンシェルジェあるいは案内役としての機能も必要になるからである。

前述の総合医に関する研究では、診療所・病院別あるいは地域別にみた総合医の活動の

あり方を次のように整理している。

①診療所における総合医

総合医の活躍場所として最も多いのが、地域医療を行う診療所である。ここでの総合医は1次医療を担うだけでなく、地域社会の人たちと日ごろから接点を持ち、地域住民が健康で長生きするための幅広い活動に関わることが求められる。

総合医が地域に定着し、長い期間に渡って活動を続けていくためには、地域住民の側が総合医を地域の大切な資源として温かく接し、地域全体で総合医を育てていくことも求められる。そのためには、住民が自分の総合医を決めてその医師を通して専門医療を受けるようにすることも重要である。また、患者一人ひとりの問題として、必要以上の受診は控える、不必要な休日・夜間の受診は控えるなどのほか、地域全体で（医療機関が連携して）時間外・夜間対応の体制を構築するなどして、総合医一人の負荷を軽減するといった取り組みを進めることも重要である。

なお、総合医はどのような地域にも必要であるが、総合医の果たす役割は、地域の状況によって影響を受ける。以下に、地域類型別に、診療所総合医の役割を整理する。

〈都市部〉

都市部においては、民間の診療所が多く、専門医療を行う病院も複数ある。そのような状況下では、診療所間あるいは病院間で協力・連携し、地域住民に対する疾病予防、切れ目のない医療サービス（患者紹介・逆紹介、開放病床、地域連携クリティカルパスなど）を行うことが求められる。また、地域全体の医療資源について、住民に情報提供していく役割も期待される。診療所が多いため、求められる役割や活動を一人の総合医が全て担うというよりは、複数の総合医が一人ひとりの持ち味を生かしながらグループ診療の形で住民にサービス提供することも考えられる。また、在宅と専門病院を結ぶ（つなぐ）役割も大きく、専門病院から退院する患者を（在宅に戻すまでの）一定期間入院させる有床診療所の意義も大きい。

〈地方都市部〉

都市部に比べると民間の診療所が少なく、専門医療を行う病院も少ない。そのような状況下では、より深く地域住民の生活に密着した活動（健康教育などの地域活動や診療所・病院間の患者情報の共有化など）が求められる。また地域医療を担う病院（国保直診施設など）が存在するケースも多く、そうした医療機関の総合医や専門医との協力・連携も重要となる。

〈農村部〉

人口密度が低く経営基盤がぜい弱になりやすく、地方都市部に比べてさらに民間の診療所が少なく、病院そのものが近隣にないケースが多い。そのような状況下では、地域住民が一人の診療所総合医に依存する程度が高く、求められる役割や活動全てを発揮する必要がある。地元の行政や地区医師会などが連携して、一人ひとりの総合医の負荷を軽減する仕組みや地域全体の総合医をバックアップする病院との連携を構築する必要がある。

〈過疎地・離島など〉

こうした地域では、地域全体で総合医が一人しかいないといった状況が想定される（農村部に比べてさらに経営基盤が脆弱であり、医師が存在しない状況もある）。そのような状況下では、一人の総合医が求められる役割や活動全てを担う必要があり、地域内のあらゆる患者に対応して、極力地域内で完結した医療を行っていく必要がある。従って、救急医療など本来病院が担うべき役割をもある程度担わなければならない。

そうした総合医を支えるためのバックアップ体制（遠く離れた専門病院とＩＴ技術を活用して連携する、総合医が休暇を取る時の代理医師を派遣する、総合医が引退する場合の後継者を確保する、等）について、国・自治体が責任を持って構築する必要がある。

②地域医療を行う病院における総合医

地域医療を行う病院における総合医は、総合医として地域住民に対して、求められる役割や活動の一部を果たすだけではなく、地域の診療所総合医と協力・連携して地域医療連携の仕組み（地域連携クリティカルパスの構築など）を作ったり、診療所総合医と病院の間の患者紹介・逆紹介を円滑に進めるなどの役割を果たしていくことが求められる。

③専門医療を行う病院における総合医

専門医療を行う病院においては、地域を超えて、高度かつ専門性の高い疾患に対応することが求められる。そうした病院における総合医は、紹介状を持たないで受診する患者や診断が付いていない患者への対応を担い、患者が適切な専門医療を受けられるようにガイドしていく役割を果たす。また、既に専門医にかかっている患者が持っている併存疾患を診断したり治療する役割や、病院で提供される専門医療と在宅での生活を結びつける役割（専門医療の周辺の裾野で必要となる医療提供や生活再建・QOL向上に関わる活動まで含めて）などが求められる。大学病院やナショナルセンター等における総合診療科の取り組みも普及・浸透していくことが望まれる。

3. 総合医と専門医の違い

総合医と専門医の違いを一言で言うと、どのようになるだろうか。総合医はジェネラリストとしての臨床能力を有しており、患者の状態に幅広く「非選択的に対応する」ということであり、その前提として「まずは自分が診てみよう」という姿勢を持っていることである。

それに対して、専門医は、自分の専門の臓器や疾患については深い知識・技能を持っており、疾患名が明確な患者に対しては適切な対応を行うということである。

こう書くと、「それでは総合医は何でも診られるスーパーマンなのか」と言われそうであるが、そうではない。「総合医・ジェネラリスト」イコール「スーパーマン」あるいはその裏返しとして「何もできず薄っぺらでいい加減」というイメージを持たれるケースもあるが、それは全く違う。何でもできる医者などいるわけがない。そうではなくて、とりあえず患者を診て、自分が対応すべきか他の専門医に対応すべきか判断がついて、適切な専門医を紹介できる、ということである。

最も大切なことは、いわば臓器別の専門医とジェネラリストとしての総合医は二分法的に対立するものではなく、総合医もれっきとした専門性を持った存在であるということである。むしろ、医師であることは、どのような専門性を持つかは別として根本的に総合医としての能力を持った上で、2階建て部分として専門医としての能力を上乗せしていくというのが本来の姿ではないだろうか。この点については総合医の育成の項（第4章）で後述するが、自治医科大学の高久史麿学長は、わが国の医学教育にも問題点があると指摘されている（高久先生の指摘は以下の通り）。

●基礎医学の知識と臨床医学の知識を結びつける教育が十分になされていない。
●臨床推論のトレーニングが欠如している。
●医療面接と身体所見の取り方の教育が不十分である。
●臨床の教員が忙しすぎる。

4. 総合医と登録医制度

総合医の役割として、「初期診療に対応し、他の専門的な医療機関等を適切に紹介する」と前述したが、現在のわが国における患者の受診行動を考えると、何もないままでは自然に実現されるとは思えない状況である。

これからの地域住民や患者の受診行動については、以下のような制度を導入することが必要ではないか。

●地域住民一人ひとりが、あらかじめ日頃受診する医師を決めておく。最初に受診するのはその医師である。
●他の専門医にかかったり、病院に入院する場合には、あらかじめ決めてある医師の紹介により受診する。
●他の専門医の受診や病院への入院が終了した後は、引き続き、あらかじめ決めてある医師を受診する。
●紹介によらずにいきなり専門医や病院にかかる場合には、別途負担がかかる。

諸外国では、右記のような制度を導入しているケースも多い。例えば、フランスでは、

2005年から「かかりつけ医」制度が導入されている。16歳以上の患者はすべて自分のかかりつけ医を選択することになっているが、この「かかりつけ医」は一般医でも専門医でも開業医でも病院勤務医でも良い（ただし、複数のかかりつけ医を同時に登録することはできない。かかりつけ医を変えることはいつでも可能）。また、かかりつけ医以外の専門医に、「かかりつけ医」からの紹介を通さずにかかることもできるが、そうすると、自己負担が増える仕組みになっている。さらに、そのかかりつけ医以外の医師が専門医である場合には、専門医は協約金（全国協約によって決定されている）に自分で設定する特別料金を上乗せして、診療報酬を引き上げることができるのである。このように、フランスにおけるかかりつけ医制度は、かかりつけ医に対する受診を制度的に強制するのではなく、経済的なインセンティブで誘導しようとする政策なのである。

わが国で、医療提供体制の中で総合医の位置づけを確立し、前述したような受診行動を制度化していこうとすると総合医の位置づけを法律等に明文化したり、医師の標榜科として「総合医」を追加するなど、必要な法改正等の検討が必要となる（例えば、以下のような項目）。

●総合医の位置づけを法律等に明文化する。

【例】医師の標榜科目名に「総合医」を追加する（医療法施行令）。
●ファーストコンタクトの医師を原則として診療所の総合医とする（健康保険法）。
●ファーストコンタクトの医師以外の医療機関を受診するためにはファーストコンタクトの医師の紹介状を必要とする（健康保険法）。
●ファーストコンタクトの医師を受診する場合と、それ以外の医療機関に直接受診する場合で、患者自己負担の割合を変えることにより、ファーストコンタクトの医師を受診する方が患者から見て有利になるようにする（健康保険法）。

また、報酬のあり方についても検討する必要がある。例えば、診療報酬の体系を、欧米主要国で一般的なように診療所と病院の2つに分けて、特に診療所の報酬体系の中で、総合医の役割や機能が適正に評価されるような報酬設定を構築することが考えられる。医師の少ない地域においては、割増しの報酬を設定するなどの地域格差是正の方策も考えられる。

5．必要な総合医の数

総合医の必要数については、諸外国のGP（General Practitioner）の数が参考となる。

諸外国の人口千人当たりＧＰ数は図表２‐１の通りである。なおわが国について、国民健康保険中央会の研究会において、検討の一環としていくつかの仮定を置いて推計したところ、概ね人口千人当たり０・６～１・０人となった。

高い専門性を持つ総合医の必要数を確保するためには、新たな総合医育成システムの確立と併せて、総合医を志望する学生を増やすための工夫（例えば、総合医のキャリアパスを確保する、医師の育成数にニーズに応じた人数枠を設定する、等）を行ったり、臨床経験のある医師を積極的に総合医に認定していくことも求められる。

図表2-1

（参考）諸外国の人口千人当たりGP数（2002年）

スウェーデン	0.5 人	デンマーク	0.7 人
オランダ	0.5 人	ドイツ	1.1 人
イギリス	0.6 人	フランス	1.6 人

第３章　総合医体制整備のメリット

１．患者にとって――「生活の質」の向上

これまで述べてきたような総合医が、わが国に増えて、医療の中核を担うようになると、どのようなメリットがあるだろうか。一言でメリットといっても、いくつかの切り口があると考えられる。大きくは、患者から見たメリット、医師から見たメリット、そして医療保険者にとってのいわば財政的なメリットである。

まず第一に、患者にとってどのようなメリットがあるか整理してみたい。この点で最初に指摘しておきたいのは、患者や住民の「生活の質」すなわちクオリティー・オブ・ライフ（ＱＯＬ）が向上する、ということである。その点は、わが国で総合医として活動している医師の患者さんにインタビューした際に、全ての人が指摘した点である。例えば、石川県の白山市で公立診療所の所長をしておられる橋本宏樹先生の患者さんは、次のように語っている。

「先生が近くにいると思うと安心。夜寝る時も安心して寝られる。地域のお医者さん

がずっと診ていてくれることが安心につながる。長く診ていてくれることで、住民のことがよく分かってくれるのではないか」
「先生は住民に腹を割って話をしてくれるので安心である。隠し事をしないので、信頼できる。医師と住民はお互いに信頼し合うことが重要」

また、兵庫県宝塚市で診療所を開業している今井信行先生の患者さんは、次のように語っている。

「往診してくれるということは、自宅に来てくれるということであり、暮らしの姿、生活の場を見ながらケアしてくれるということ。それが、医師に対する信頼の基盤である」
「先生は医療以外のことを気軽にお話しできるのでよい。病院の勤務医は忙しくて、質問しても答えてくれないケースもある。待っている患者さんも多く、はっきりと『質問するな』という医師もいる」

要は、患者や住民の生活を把握して、健康な生活を作っていく支援をしてくれるということである。総合医と住民・患者の長いつながりが、安心感をもたらし、地域全体の健康づくりにつながるということである。滋賀県米原市にある「ケアセンターいぶき」という施設を率いている畑野秀樹医師は、次のように語っている。

「この地域全体の主治医でありたいと思っている。一家全員の相談相手になることが重要であり、それが住民の安心感につながっている。一家全員の相談相手となることが重要であり、自分の経験では３年で名前と顔が一致し、５年で地域医療の面白さが分かってきた。そして14年たつと家族関係まで分かってくる」

また、地域に総合医がたくさん存在するようになると、診療の範囲が幅広く、住民の疾病を重層的にカバーできるというメリットもある。狭い範囲の専門家が何人もいるよりも、幅広く対応してくれる総合医が１人いる方がよいケースもある。これは、特に、採算制等の問題から医療機関が少ない地方部やへき地・離島などにおいて顕著な点である。

２．医師にとって――総合医と専門医の役割分担

医師の側から見て、総合医が増えていくことはどのようなメリットがあるだろうか。まず言えるのは、最初に総合医が患者を診て、必要な場合のみ専門医を紹介して高度な医療につなげていく、という体制が整うことによって、専門医が本来の仕事である専門性の高

い医療に集中して取り組むことができるようになるという点である。

患者の疾病の状況を詳細に見てみると、結局、大病院や大学病院の専門医が対応しなければならないケースは多くないことが、既存の調査でも明らかになっており、専門医が対応しなければならないケース以外について、総合医がきちんと対応するような体制を作っていくことが求められているのである（図表３－１参

図表3-1
わが国の一般住民における健康問題の発生頻度と対処行動
Fukui, T et al. JMAJ 2005;48:163-167（調査期間：2003年10月1日～31日）

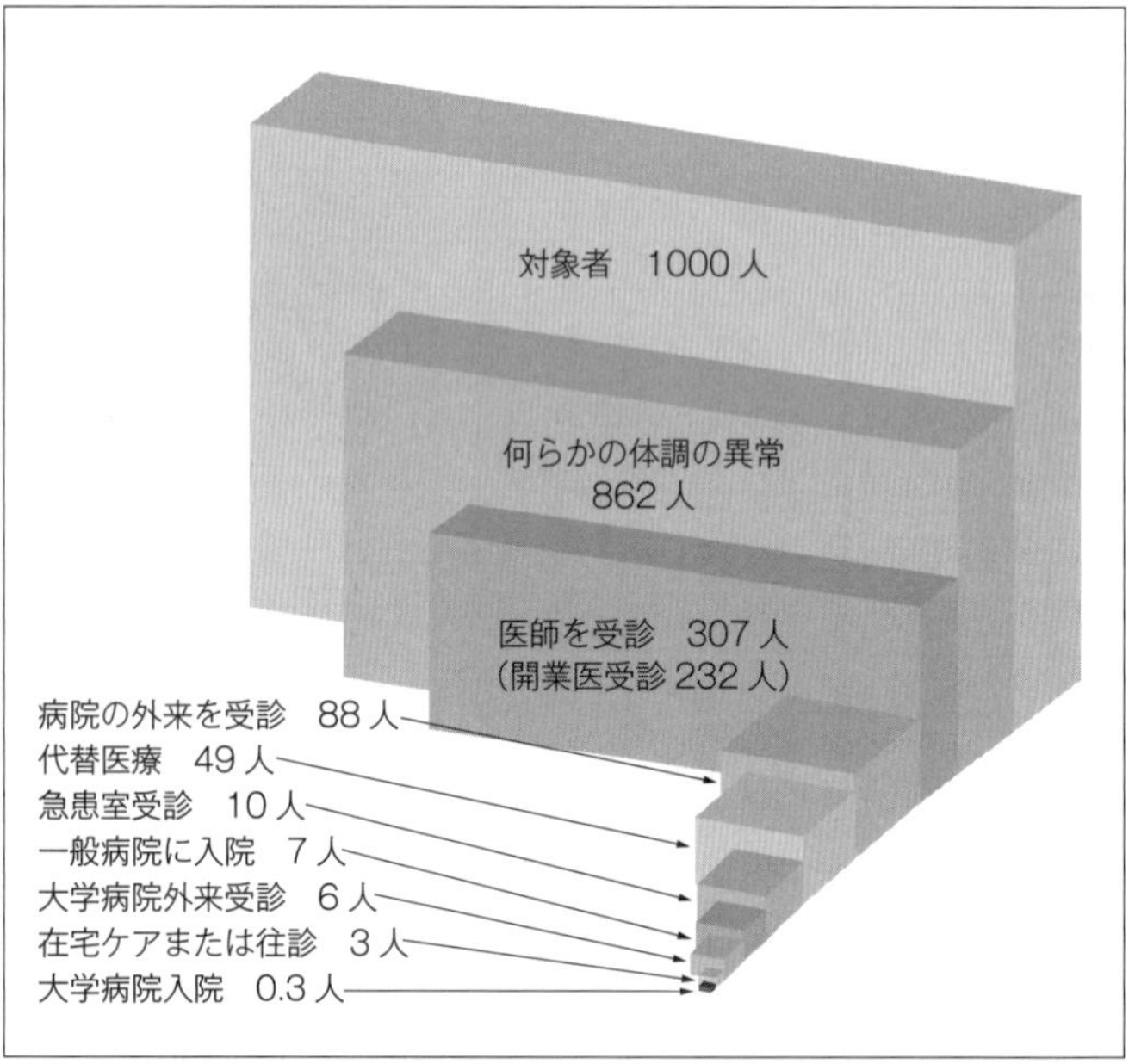

照)。

ただし、総合医が増えるだけでは、あるべき姿は実現しないと思われる。医療機関間、特に診療所と病院の間の機能分化や役割分担をさらに進めていくことや、患者の受診行動をある程度誘導するような政策も併せて実現していかなければならないであろう。

わが国の専門医を取り巻く大きな問題の一つとして、専門医(特に病院の勤務医)が多忙を極めており、過重労働に陥っているということがある。最近では、マスコミでも「医療崩壊」等々の状況が伝えられるようになっているが、そうした状況も、根本的には、専門医が必要以上の患者を診なければならない状況に置かれていることが大きな要因である。こうした点についても、地域の診療所に総合医がきちんと配置されるようになれば、初期診療を総合医が行うことで、病院勤務医は必要な専門医療に特化できるようになり、過重な労働から解放されるというメリットも期待される。

ただし、これは診療報酬のあり方についても同時にメスを入れて、総合医は総合医の役割や機能を適正に評価する新たな報酬体系を作り、専門医は専門医の役割や機能を適正に評価する新たな報酬体系を作ることも求められる。簡単にいえば、病院に勤務している専門医が専門医としての仕事をしていれば採算が合って、必要以上のことをしなくて済むような体制を作ることが必要なのである。そうでなければ、医療機関も経営の問題があるので、なかなか現状を脱却することは難しいと考えられる。

もし、これまで述べてきたようなことが実現できれば、総合医と専門医がうまく役割分担することが可能となり、総合医は総合医として誇りとやりがいを持ち、専門医は専門医として誇りとやりがいを持って仕事ができる環境を築くことができる。

3．医療保険者（財政）にとって――無駄を減らし、財政面で期待

総合医の存在は、医療保険者にとってどのようなメリットがあるだろうか。医療保険者にとってのメリットとはすなわち、社会全体の財政の面から見たメリットということである。

現状のわが国の医療の問題として、1つは、体の不調を感じた地域住民がすぐに大病院を受診したり、複数の医療機関をハシゴ受診する、その結果無駄な医療費が発生している可能性があるということである。その根本的な要因は、医療機関とくに診療所と病院の役割分担や機能連携がうまくできていないために、重複検査や多剤投与が行われやすい、ということだ。要は、ある一人の患者さんがハシゴ受診したり重複検査が行われても、その患者さんのことを誰も把握していないので、歯止めが利かないケースが多い、ということである。

こうした状況は、まさに総合医が初期診療に対応して、適切に専門医療機関を紹介する体制を構築することで、医療機関間の役割分担が明確になり、ハシゴ受診などの無駄な医療を避けることができるようになる。また、総合医が患者と継続的な関係をもちながら、患者の情報を集約することによって、重複検査や多剤投与を避けられるようになることが期待される。一言でいえば、患者の状況をある特定の総合医がずっと把握することによって、重複検査や多剤投与などの何か異常な状況を察知したときにそれを防止できる、ということである。

ただし、この点については、住民・患者と特定の総合医が長期的な関係を続けるような体制を制度的に誘導して築いていく必要がある。

これらのようなメリットは、具体的には社会全体でどのくらいの金額になるのであろうか。この点を算定するのはなかなか困難なことであり、正確な数値は神のみぞ知るという面はあるが、参考となるケースは存在する。

それはフランスのケースである。既に述べたように、フランスでは2005年から、かかりつけ医制度が導入された。フランスも、それまでは日本と同様に医療に対してフリーアクセスであった。その状況で、かかりつけ医制度を導入したことにより、重複受診や無駄な検査・処方などの削減が実現され、2006年から3年間で10億ユーロ（日本円で概ね1、200億円）強の財政的効果があったと公表されている。フランスの人口は日本の人口のほぼ半分であることを考えると、日本で総合医を増やして、フランスと同じような制度を導入すると、3年でほぼ倍の2、400億円の財政的な効果が表れると想定できる。これが大きいと見るか小さいと見るか、やり方によってさらに増やせると判断するか、等々いろいろと議論のあるところであるが、実際にかなりの財政的な効果が期待できると考えられるのである。

第４章　総合医の育成・認定

１．医師教育制度の見直し

わが国では、総合医の専門性に対する評価が低く、総合医が専門医であるとの認識が乏しかった。わが国の医学教育が専門医の育成に偏重してきたこともあるし、明確な総合医像が確立されてこなかったこともあって、総合医の教育・研修システムが確立していないのが現状である。

従って、医師教育の制度を抜本的に見直さない限り、わが国に必要な総合医が質・量ともに十分に育成される状況は実現しないであろう。

また、これまで述べてきたように、あるべき総合医の姿を考えると、医師であれば誰でもすぐに総合医として活動できるというわけではない。総合医とは前提として高い専門性を必要とする存在であり、これからは専門医の一つとして総合医をきちんと位置付けて、総合医の教育・研修システムを確立することが求められる。

まず第一に、医師の育成は、わが国の医療ニーズに即した形で行われる必要がある。そのためには、従来の医師育成の原理・原則を抜本的に変革していく必要がある。学部教育については、次の教育を充実する必要がある。

●臨床推論の教育
●熟練した総合医の診察を体系化したトレーニング（コミュニケーション能力も含む）
●患者の心理・環境や地域医療に関する教育
●総合医が臨床を行う現場での体験

これまで総合医の教育・研修システムが確立されていないため、右記のようなことを体系的に教育できる人材は乏しいと想定される。従って、既に総合医としてふさわしい臨床活動を実践している医師が学部教育を担うことも推進することが求められる。

また、臨床実習に入る前に実施される共用試験や、医師国家試験などに総合医に関する問題を入れることも必要となる。

そうしたことによって、将来、医学生が総合医について学ぶ機会を増やすことは、総合医になろうとする学生を増やすことにつながるだけでなく、総合医以外の専門医に進む人材にとっても、いずれ臨床の場において総合医と協力・連携する上で役立つはずである。

その上で、臨床研修は臨床医を育てる研修として、専門研修は専門医を育てる研修として、確立されることが求められる。わが国の医療において必要性の高まっている総合医については、専門医の一つとして位置付けて、専門研修の中に、他の臓器別の専門医研修と並ぶものとして構築していく必要がある。専門研修の中で総合医コースが確立され、プライマリ・ケアの研修もこのステージで行われることが望ましい。なお、2年間の初期臨床研修については、臨床医を育てるための研修として必要不可欠なものであり、当初の設計通り2年間の期間を確保する必要がある。なお、医師不足の問題と研修のあり方については切り離して検討すべきであり、臨床研修においては、臨床医を育てるための基本的な科目の修得期間を確保する必要がある。

専門研修の中で総合医コースを構築するためには、研修施設群・研修プログラム・到達目標の明確化などを含めた研修体制の整備を早急に図る必要がある。

原則として、専門研修の中の総合医コースを修了した医師が、総合医としての認定を受けて総合医として活動することになるが、認定の主体や更新年限・更新の基準なども決める必要がある。

また（総合医以外の）専門医になった医師でも、総合医に変わりたいケースについては、短期間の総合医認定研修を経て、総合医になる道を作ることが考えられる。その場合にも、

図表4-1　新しい医師育成システム

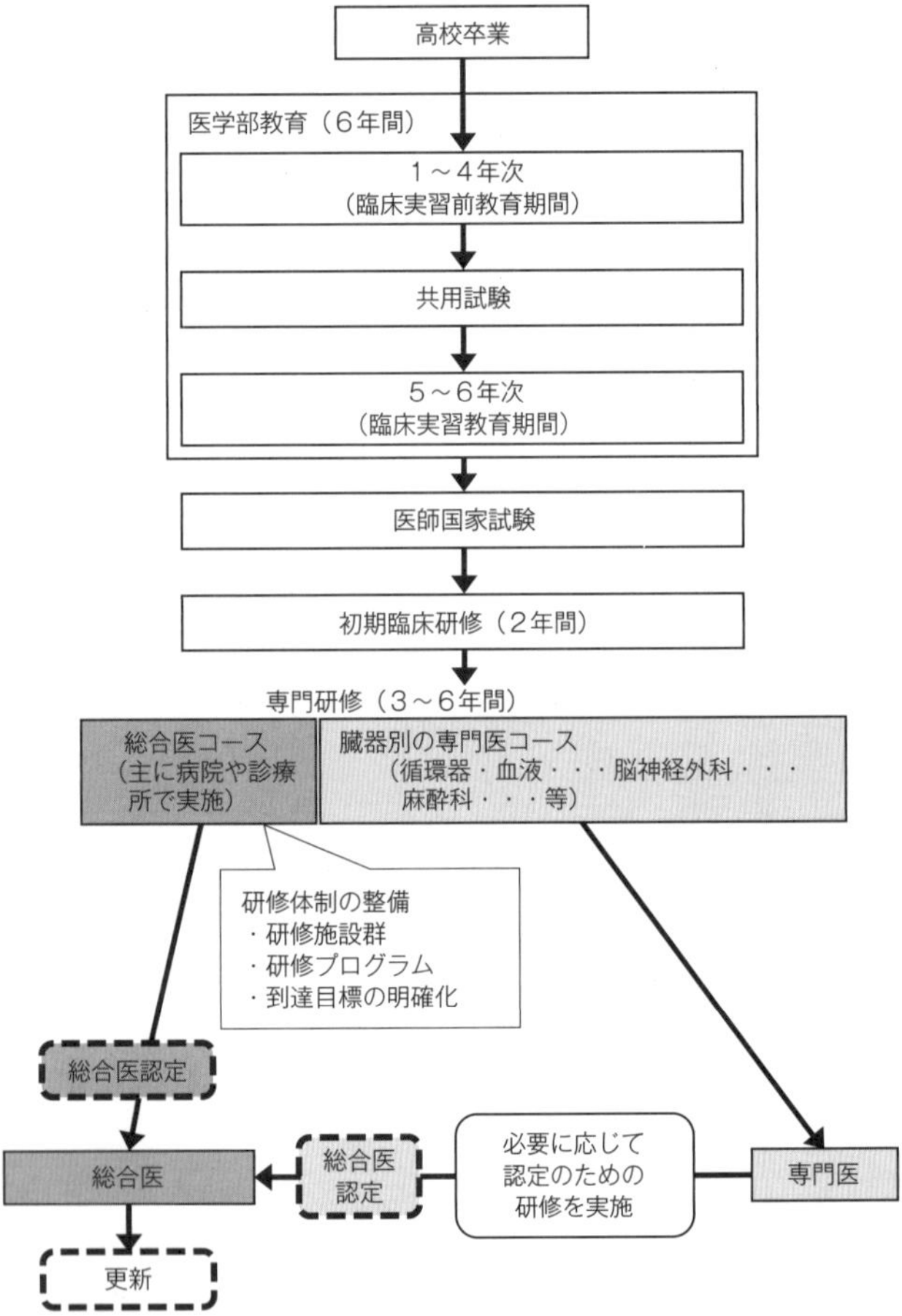
高校卒業
医学部教育（6年間）
1～4年次
（臨床実習前教育期間）
共用試験
5～6年次
（臨床実習教育期間）
医師国家試験
初期臨床研修（2年間）
専門研修（3～6年間）
総合医コース
（主に病院や診療
所で実施）
臓器別の専門医コース
（循環器・血液・・・脳神経外科・・・
麻酔科・・・等）
研修体制の整備
・研修施設群
・研修プログラム
・到達目標の明確化
総合医認定
総合医
総合医
認定
必要に応じて
認定のための
研修を実施
専門医
更新

認定の基準や認定主体を決めておく必要がある。

なお、そもそも総合医を目指す医学生を増やすために、国・地方自治体が中心となって、総合医のキャリアパスの設定・雇用の場を確保したり、自治医科大学の地域枠の設定のような仕組み（後述）を他の大学にも普及する等の取り組みを進めることも必要である（図表４-１参照）。

２．臨床経験のある医師が総合医になるには

前述のような総合医の教育・研修体系を整備するためには、おそらく長い年月を要することになる。さらに、それが整備されてから、その教育・研修体系を経て総合医として活動する医師が誕生するまでには10年程度の期間を要する。しかしわが国における総合医の養成は喫緊の課題であり、なるべく早期に総合医を増やす方策を構築する必要がある。そのためには、すでに医師として活動しており、臨床経験のある医師についても、総合医として認定していくことが考えられる。

総合医を認定するための機関としては、日本医師会や関連する学会が第三者機関を作ることが考えられる。

認定に際しては、これまでの活動実績や、他の総合医との協力・連携の状況なども考慮

図表4-2　総合医の認定の２つのルート

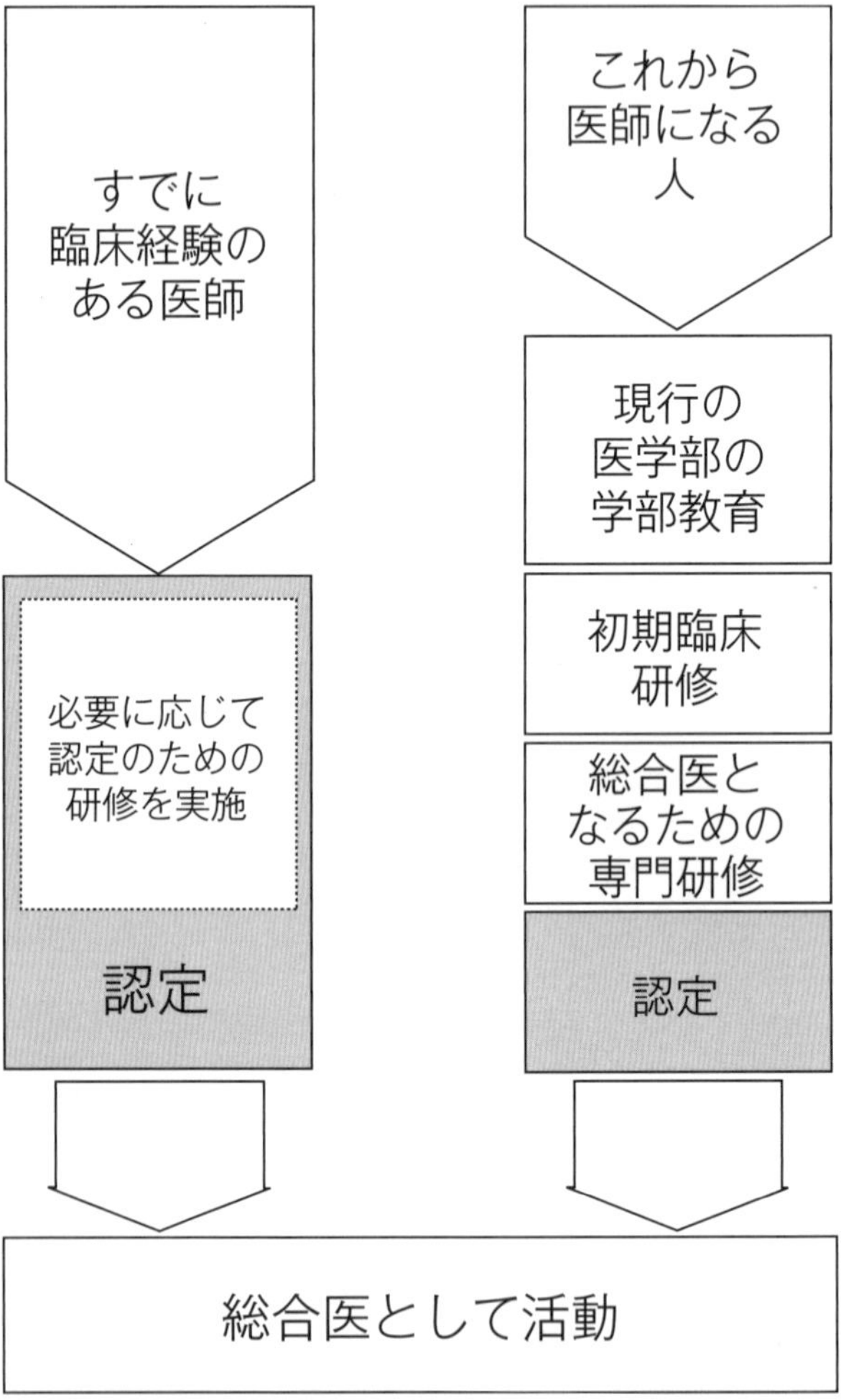

されることが望ましい。なお、１人の医師が総合医に求められる役割を全て果たせることが理想であるが、教育・研修の体制が普及・浸透するまでの当面の期間においては、地域的な取り組みやグループとしての対応、他の総合医との協力連携の状況なども加味して、柔軟な認定を行うことが求められる。

ここで総合医の認定のルートを整理すると、これから医師になる人で総合医を目指す人が通るルートと、すでに臨床経験のある医師で総合医として活動したいと考える人が通るルートの２つが整備されることになる（図表４-２参照）。

〈認定の更新〉

専門医としての総合医の質を維持・向上するためには、認定を１回限りのものにするのではなく、一定の期限（例えば10年）を設けて、認定を更新することが望ましい。

認定の更新に際しては、更新のための条件（講習の受講・試験）等も設定する必要がある。これらの点についても、日本医師会や関連する学会が設定していくことが考えられる。

〈生涯学習の機会の整備〉

新たな教育・研修を経て総合医となった医師であっても、専門医から総合医に転換した

図表4-3　総合医が対応する57種類の症候

ショック、急性中毒、全身倦怠感、身体機能の低下、不眠、食欲不振、体重減少・るい痩、体重増加・肥満、浮腫、リンパ節腫脹、発疹、黄疸、発熱、認知能の障害、頭痛、めまい、意識障害、失神、言語障害、けいれん発作、視力障害・視野狭窄、目の充血、聴覚障害、鼻漏・鼻閉、鼻出血、嗄声、胸痛、動悸、心肺停止、呼吸困難、咳・痰、誤嚥、誤飲、嚥下困難、吐血・下血、嘔気・嘔吐、胸やけ、腹痛、便通異常(下痢・便秘)、肛門・会陰部痛、熱傷、外傷、褥そう、背部痛、腰痛、関節痛、歩行障害、四肢のしびれ、肉眼的血尿、排尿障害(尿失禁・排尿困難)、乏尿・尿閉、多尿、精神科領域の救急、不安、気分の障害(うつ)、流・早産および満期産、成長・発達の障害・・・・・・57 症候

上記の症候に対する対応

1. 適切な病歴聴取ができる。
2. 病歴を踏まえて、必要な身体診察ができる。
3. 優先度に配慮して臨床検査を施行できる。
4. 病歴、身体所見、検査所見を踏まえて、鑑別診断のための病態・疾患を列挙できる。
5. 専門医に紹介すべき病態・疾患を判断できる。
6. 自ら継続管理してよい病態・疾患を判断できる。
7. エビデンスに基づいた標準的なマネージメントができる。

医師であっても、総合医として活動を継続するためには、技術水準を維持・向上する仕組みが必要不可欠である。総合医として活動している医師へのヒアリングや海外調査での聞き取りにおいても、一人前の総合医になるには、総合医として活動を開始してから10年ないし15年という長い年月が必要であるとのことである。

従って、国全体として、総合医に生涯学習の機会を提供していくことが求められる。生涯学習カリキュラムが整備され、カリキュラムに沿った講習が、全国の地域医師会・関連学会の協力のもとに、定期的に実施されることも必要である（その際には、ＩＴツール等も活用して、地域的な格差が大きくならないように工夫する必要がある）。

京都大学名誉教授で現在、聖路加国際病院の院長をされている福井次矢先生によると、総合医の生涯学習のカリキュラムとして、必要不可欠な目標は、頻度の高い疾病と傷害、予防、保健、福祉など、健康にかかわる幅広い問題について、わが国の医療体制の中で、適切な初期対応と必要に応じた継続医療を全人的視点から提供できる総合診療医としての態度、知識、技能を身につけること、である。そして、具体的には、57種類の症候について、臨床問題を解決する対応ができることが求められる、とのことである（図表４-３参照）。

3. 地域住民が総合医を育てる

総合医の育成や認定の制度・体制が整備されることは、総合医を生み出すためには必要不可欠であるが、それだけではまだ十分とはいえない。どうしても指摘しておきたいのは、地域住民が総合医を育てるということである。学校で先生と生徒の関係を例に考えると分かりやすいが、先生は生徒に物事を教えるだけでなく、教えることによって教えられる関係も大切なことである。良い生徒に恵まれれば、先生も一層よい先生になる。それと同じようなことが総合医と地域住民・患者との関係についてもいえる。

岐阜県揖斐川町で「山びこの郷」という医療・福祉の総合的な施設を率いている吉村学先生は、自身も総合医として活動しているが、それだけでなく、総合医の育成・研修にも積極的に取り組んでいる。吉村先生は、総合医として必要不可欠な能力として「生活者の視点で医療をとらえなおす能力」を挙げており、医療機関や医療の視点だけから患者の問題をとらえるのではなく、日々の生活を営む生活者の視点に立って物事を考える力、具体的には次のような項目が必要であると力説されている。

●患者さんの生活の場に身をおいてみたことがある
●医療機関に来るまでのことが想像できる
●高齢者の生活の実際をみたことがある

●へき地の実際をみたことがある
●いろいろなことを想像できる
●世間話ができる

そして、これらの能力を伸ばすためには、生活者としてのプロである地域住民や患者・家族に学ぶしかない、と吉村先生は指摘する。実際に「山びこの郷」では、地域住民の意見を聞くことに力を入れており、積極的に地域に出て行って、直接住民の意見を聞きとる機会を作っている。また、老人会や地域の各種サロンなどの場に診療所のメンバーなどが出向いて、参加者に健康づくりの話をしたり、逆に相談に乗ったり、話を聞いたりしている。

「山びこの郷」で行われる総合医の研修では、積極的に研修医と保健師さんで一緒に仕事をしてもらい、例えばメタボ教室の講師とかファシリテーターをしてもらうようなことにも取り組んでいる。そして、一緒に行った保健師さんや参加者の皆さんから、「あんたのやり方はこうだったよ。ここがよかった。ここがよくなかった」という生のフィードバックをもらうようにしているそうである。例えば、「声が小さい、でも、よくやってくれたよ」などどんなことでも気づいたことは指摘してもらうと、指摘された研修医は頑張って、短い期間で見違えるように良い活動ができるようになるとのことである。

そうした状況がわが国全体で広がっていけば、現在の医療が抱えている問題もかなり解決していくのではないだろうか。

4．自治医科大学という大学

本章の最後に自治医科大学という大学について、少し触れておきたい。実は、国民健康保険中央会の調査で、わが国の総合医としてアンケートやヒアリングの対象となった人たちは、自治医科大学の出身者や関係者であるケースが多い。これは、まさに自治医科大学がいわば総合医を養成するための機関として構想され設置されたという、そもそもの成り立ちに関わることである。

自治医科大学は、へき地・離島等の地域の医療を確保するとともに、わが国全体の地域医療を充実することを目的として、1972年に全都道府県の出資により設置された大学である。形の上では私立大学なので、一般の私立大学と同様に、入学に際しては大学が独自の試験を実施して選抜を行う。ただし、一般の私立大学と異なり、各都道府県ごとに定員枠が設定されており、全都道府県からまんべんなく入学することになる。要するに、A県から自治医科大学に入学して医師になった人は、A県に帰って地域医療を行う、という形が理想的な姿なのである。

自治医科大学を卒業して医師になると、採用枠の都道府県ごとの定めによって、9年間は地域医療に従事することとなっている（そのうち半分の4年半はへき地にある診療所や病院での勤務がある）。

医学部6年間の学費については、在学中は貸与という形になり、前述したように卒業してから9年間、指定された医療機関に勤務した場合には、貸与された学費の返還はしなくてよいこととなっている。

自治医科大学は設立から40年を経て、3，000人を超える卒業生が全国各地で地域医療を実践している。

自治医科大学はその本旨からいって、わが国において、総合医の育成に最も積極的な教育機関であり、最も多くの総合医を生み出している教育機関なのである。

2004年には、それまでの地域医療学講座を発展させて、地域医療学センターが設置されるにいたった。これは、全国の地域医療の現状を把握・分析したり、地域医療を体系化したりするとともに、今後の地域医療の向上・発展に向けて提言を行うことが機能・役割とされている。

自治医科大学のような教育機関をわが国でもう一つ設置する、ということも、総合医の育成を推進していくためには検討する必要があるのではないだろうか。

（注・自民党、公明党、社会民主党には、医科大学を増設するさいに、まず必要なのは自治医科大学であるという根強い意見がある）

第５章　総合医を語る～水野 肇インタビュー～

この章では、医事評論家水野 肇がホストをつとめ、５人の先生方にインタビューした記事をまとめた。総合医についてどう考えるのか、現在の医療と今後あるべき医療についてどう考えるのかなどについて、それぞれの立場で語っていただいた。

※肩書きはインタビュー当時のもの。名前の後にあるカッコ内の年月がインタビュー時期である。

1．田中雄二郎氏（2008年8月）

開業医の時代到来
――ますます高まる教育の意義

人的にも財政的にも限りある医療資源の効率的活用を狙った医療制度改革が、08年度から本格的にスタートした。改革を成功に導くための必須条件として、個々の医師の生産性を高めつつ、医療の質を維持しうる医療供給システムが求められているが、そのためには医療機関の機能分化を推し進めるとともに個々の医師の技量向上と意識改革が不可欠といえる。

こうした経緯を踏まえ、田中雄二郎・東京医科歯科大学医学部附属病院臨床教育研修センター長にこれからの開業医に期待すること、必要とされる技能について聞いた。

患者ニーズの高度化
――アドバイザー機能の必要性

――医療制度改革が進む中で、「かかりつけ医」としての開業医に対する期待感が高まっていますが、その定義や必要とされるスキルについて十分に議論され尽くしていないのも事実です。本日は、こうした問題に教育という視点をからめながら、田中先生にお話を伺いたいと思います。

田中　疑いようも無く、これからは開業医の新しい時代となるでしょう。しかし、患者ニーズの変化に伴い、開業医に期待される役割も変わってきました。以前から有名大学病院志向はありましたが、インターネットの普及などを通じて「白内障の手術なら○○大学病院」「狭心症ならインターベンションの名手がいる△△病院」などと、ニーズの高度化・細分化がエスカレートしています。

――今は情報があふれかえっていて、どの情報を信じていいのか分からない、という患者も増えています。グルメ情報やリゾート情報なら「裏切られた」で済むけれど、医療に関してはそれでは済まされない。

田中　開業医はよきアドバイザーとして、悪質な情報や間違った情報から患者を守って欲しい。そのためには、確かな知識・情報を得るための努力が必要となるのは言うまでもない。

――そういう情報というのは専門医のコミュニティーに身をおかないとなかなか耳に届いて

きません。

田中　例えばメディアなどで「名医」として祭り上げられている医師の本当の力量なども専門医同士では知れ渡っていたりしますが、その輪から外れると聞こえてこないものです。ですから開業医は、総合医的なコミュニティーだけでなく、眼科や婦人科など専門医のコミュニティーとも接点を持っていただきたい。

――そのための仕組みづくりを、どこかが進めて欲しいですね。

田中　大学によっては、カンファレンスを地域の開業医に開放するなどして、門戸を開いています。個々の開業医は、こうした機会をうまく利用してもらいたいものです。

進む医療機関の機能分化
――求められる意識改革

――効率性の高い医療を実現するために、医療機関の機能分化が進められていますが、それでも、二日酔いや風邪程度で大学病院を受診する患者があとを絶たない。こうした現実を前に、診療報酬の包括化や後期高齢者医療制度で見られるような出来高払い、定額払いも致し方なし、とする意見も高まっています。

田中　06年、ニューヨークで開催された国際会議に出席した際、主要各国の医師教育の指導者的立場の人物が一堂に会して、研修医の医療面接の模様を収めたビデオを一緒に見ながら、対応の良否を評価するという試みに参加しました。上映されたのはオランダの研修医が狭心症の初診患者を迎えた際のものでしたが、印象的だったのが「あなたはファースト・エイドの医師の紹介なしでここに来られたようだが、それはルール違反だ」と研修医が患者を叱責する場面に対して、いずれの参加者もマイナス評価をしなかったこと。日本なら致命的な減点対象になる。

――患者側にも守るべきルールがあるはず、という認識は国際的には当たり前なのでしょう。

田中　そうです。受診者側にルールを遵守するよう教育するのも医療従事者としての義務という考え方です。制度的な違いはあるけれど、日本が意識の面で学ぶべき点は少なくない。

――意識の問題といえば、専門医のほうが開業医よりも技量も地位も上、という考え方が日本ではいまだ根強い。

田中　そもそも、自分の専門分野の技量・知識だけを取り上げて、他分野の医師との優劣を論じること自体ナンセンスです。開業医が総合医として、あるいは家庭医として幅広い領域をカバーする能力は、専門医に要求される能力とはまた違うものですから。

――開業医にも、プライマリ・ケアの担い手としての自覚を持って地域住民との信頼関係を築く努力をして欲しいですね。生涯教育の重要性は益々高まっているというのに、勉強や努力を怠っている医師も決して少なくない。

田中　信頼されなければ患者から選ばれませんしね。

――これは言っておきたいのですが、「医療崩壊」と呼ばれる状況から逃げ出したい一心で病院勤務医が開業医に転進するケースが非常に増えています。心情的には理解できますが、本来開業医になるということは、それほど生易しいものではないはずです。

総合医の資質
――必要とされる技量・知識の担保

――デンマークやオランダなどでは家庭医の資格を得るまでに、長期間の学習と経験が必要ですが、それに見合った社会的評価も与えられます。地域医療の中心として開業医を位置づけるのであれば、日本でもその役割や機能をはっきりさせないといけないでしょう。

田中　定義を明らかにするとともに、家庭医を組織的に育成するための仕組みづくりが必要です。

――田中先生は大学で実際に臨床研修のプログラムづくりに取り組んでおられますが、どんな点を重視されているのですか?

田中　厚生労働省の定めた卒後臨床研修目標に準拠した、日常診療で頻繁に遭遇する病気や病態に、適切かつ全人的に対応できる臨床能力の習得が基本となります。これに加え、医科歯科大独自の教育目標として定めた「アカデミックドクター」にふさわしい医療水準を習得できるよう体系化したプログラムを組んでいます。

――総合診療医として必要な技量・知識を習得するための具体的な取組みは?

田中　まずは基本的な総合診療能力を身につけてもらうため、医療面接を含めた身体診察技能を体系的に学んでもらいます。また、実習についても大学の外来は専門性・特殊性が高いので、10数名の開業医と契約を結んで、3日間の診療所研修をプログラムに組み入れています。

――開業医は研修医受け入れに協力的ですか?

田中　未熟とはいえ最新の知識・情報に触れている学生・研修医を受け入れ、指導するのは、開業医にとっては不安なことだと思います。しかし、協力いただいている先生方には年2回ほど集まっていただき、ミーティングを開いていますが、「指導を通じて自分も刺激を受ける」といってくださる方も少なくありません。皆さん意識も医療技術も相当高いですね。

――臨床研修義務化で地域医療研修が必修になったので、開業医が研修医と接点を持つ機会も増えてくるでしょう。

田中 教える側にも覚悟が必要ですが、結果的に医療水準の底上げにもなりますね。

――そういう意味では、学生・研修医の教育も開業医の役割としてクローズアップされてくるでしょう。

田中 優秀な開業医は、教科書には書かれていない豊富な技術・情報をたくさん持っている。例えば患者との接し方ひとつ取っても大学病院とは違うノウハウがある。それを実地で学ぶ機会は非常に貴重ですから、もっと門戸を開いて欲しい。そのためには、地域医師会の理解と協力が必要なことは言うまでもありません。

――医師会の頭越しに話を進めるわけにはいきませんからね。

田中 ですから研修医たちが、みな平等に優れた開業医のもとでスキルアップを図れる土壌がつくれるよう力を貸して欲しい。臨床研修義務化で、毎年8、000人からの研修医が様々な現場に出ています。それを地域で引き受ければ、開業医にも随分刺激になるし、後輩を育てるという医師としての大切なミッションを果たすことにもなります。

――それは非常にユニークな視点ですね。医師会と大学が協力して、ぜひ交流を深めて欲しいと思います。

患者が医師を育てる
――医師の責任、国民の義務

――「政治の質は国民の質を端的に表す」とよく言われますが、患者と開業医の関係もこれと同じではないでしょうか。「日本の開業医の質は低い」などの無責任な発言を耳にするたびにそう思います。自分たちが医師を育てる、という意識を国民にも持って欲しい。日本の開業医の技術は決して低くはないですよ。

田中　確かにそうですが、一方で医学や医療の仕組みがこれだけ複雑・高度化している今日、日医などが率先して情報を集約・精選し、それを噛み砕いて「今の診療所に必要なものはこれ」と、パッケージ化したものを講習会を通じて提供するなど、開業医の技術・知識の水準を保つための工夫も必要でしょう。もちろん、個々の開業医の熱意がなければ効果はあがりませんけれど。

――目先の診療報酬点数に血眼になって肝心の医学の精進を怠っている医師も少なくありませんからね。

田中　先ほど水野先生がおっしゃった「患者が医師を育てる」という言葉とも通じることですが、患者の要求度が高くて、学習を怠るとすぐ離れていってしまう。あるいは訴えられてしまうといった状況があると医師も学習を怠らなくなる。

――先ほど話題にあがった研修医の教育に参加することも意味がありますね。人にモノを教えるためには勉強せざるを得ませんから。

地域完結型医療
――病診連携の重要性が浮き彫りに

――財政破綻や医療崩壊を回避しながら、限られた医療資源を有効活用しようという考え方が拡がっています。そのためにも病院と診療所の役割を明確に区別する必要がありますね。

田中　大学病院など本来高度先進医療を中心に提供すべきところが、機能不全に陥るのを防ぐためにも、診療所と病院は機能分化を進め、本来の目的を果たせる環境を早急に整えるべきです。

――機能分化とともに連携も大切になる。

田中　医科歯科大としても、地域開業医とのネットワークづくりをもっと積極的に進めたい。ところが「どの地域に、どんな医師が開業しているのか」という情報の整備が不十分で、思うように前進できません。例えば医科歯科大で治療した患者が回復期・維持期に差し掛かった時点で地域の開業医にケアをお願いしたいのですが、情報がなければそれも難しい。

――医科歯科大の場合、遠方から来られる患者も少なくないはずですからね。

田中　そういう意味でも地域の医師会が中心になって、情報を取りまとめて斡旋してもらえるような仕組みがほしいところです。

時代にふさわしい家庭医像
――グループ診療の可能性

――医療の専門・高度化が進んだ今日、個人的にはイギリスのGP的な家庭医制度は時代にそぐわなくなっていると思います。例えばスウェーデンのように専門医5、6人が協力し合って地域住民のプライマリ・ケアを担うというシステムのほうが現実的だと思うのですが先生はいかがお考えですか?

田中　グループ診療という考え方ですね。日本に馴染む可能性は十分あると思います。

——何度かスウェーデンを現地視察しましたが、5人程度いれば、すこし大げさですが日本の大学病院に負けない水準の医療を提供できるという印象を受けました。

田中　今の日本の状況とダブるところも多いので、参考になりますよね。僻地医療についても、単独で、となると希望者を募るのは難しいですが、グループを組んで、となれば心理的ハードルも比較的低くなるでしょう。

——グループならローテーションが組めるので、疲労の度合いも随分違います。

田中　医師グループを送り込むからには経済的なハードルは高くなりますが、それさえクリアできれば可能性は広がります。例えば地方自治体がグループ診療用の診療所を設置して、大学病院などと連携しながら勤務医を募ることもできそうです。

——実は平松守彦知事の時代に、顧問として大分県の医療政策に関わったのですが、その際に僻地医療をグループ診療でやったことがあります。姫島という瀬戸内海西端に位置する人口3、000人ほどの離島でしたが、19床を3、4人の医師でやりくりしました。随分感謝されましたよ。

田中　すでにその頃にグループ診療を実践されたわけですね。医師数はそれで足りたのですか?

——外科医が1人いれば、大抵の状況には対処できました。ですから、複数の専門医が協力しあいながら地域の家庭医的役割を担うという発想も、まったく無責任ではないつもりです。

田中　この時代に、一人前の総合医を育成するためには、膨大な時間と同時に優れた個人の資質が要求されます。そういう意味では、専門医育成のための教育を何十年も積み重ねてきた日本の場合、「プライマリ・ケアをグループ診療で」という考え方にも現実味はありますね。

――いずれにせよ、研修医だけでなく、現役医師への教育は今後ますます重要になりますね。今日はどうもありがとうございました。

田中　ありがとうございました。

（初出　ＭＭＰＧ医療情報レポートＶＯＬ．90）

P R O F I L E

田中《たなか》 雄二郎《ゆうじろう》

東京医科歯科大学大学院　医歯学総合研究科教授
医学部附属病院臨床教育研修センター長
１９８０年、東京医科歯科大学医学部医学科卒業。85年、中野総合病院内科勤務。86年、米国マウントサイナイ医科大学。89年帰国後、２００１年まで東京医科歯科大学医学部内科学第二講座。91年、文部省学術国際局学術調査官（併任）、01年より医学部附属病院総合診療部教授就任、臨床教育研修センター長（併任）、医療福祉支援センター長（併任）を経て06年４月より現職。

2．福井　次矢氏　（2009年7月）

総合医に必要な3つの能力
急がれる資格制度と国民への告知

著名な文化人や財界人が利用することで全国的に知られる財団法人聖路加国際病院。同院の福井次矢院長に、総合医の現状や将来について、グループプラクティスや高齢者の受診動向などの観点から、聞いた。

必要なのは初期対応、対話、予防の能力
――大学では難しい総合医の育成

――福井院長の考える総合医について教えてください。

福井　奇妙に聞こえるかもしれませんが、総合医は病気の専門家ではありません。患者さんの抱える症状や兆候の鑑別診断をしたうえで適切な初期対応を行い、いつ、どういうタイミングで専門家へ送ればいいのか判断ができる、まずはそういう能力が重要だと思

います。患者さんの症候を目の前にして必須の初期対応能力に加え、患者さんから信頼感を得られるコミュニケーション能力、そして予防医療に対する能力を兼ね備えた医師が総合医だと考えます。

――総合医には3つの能力が必要だということですね。

福井　1番目の能力は、患者さんの抱えている目の前の問題点を解決する能力です。2番目は患者さんから信頼してもらえる能力、3番目は病気にならないよう予防医療を実践できる能力。おおまかに言うとその3つでしょう。私はさまざまな場面で口にしていますが、総合医あるいはプライマリケア医の定義が難しいのは、抽象的な定義しかできないからです。へき地で働く場合、都市部で開業する場合、大きな病院で働く場合、小さな病院で働く場合、それぞれの場合において実際に扱う病気や問題点が違うので、定義しにくく、どうしても抽象的にならざるを得ない。3つの能力をどのような組み合わせで発揮するのかは、働く場によって違うと思います。

――そのとおりですね。ただ、そういった医師を養成することが大学の医学部ではできるのか、それともできないのか。先生のご意見をお聞かせください。

福井　端的に言うと不可能ではないが、現状では容易ではないと思います。私は佐賀医科大学（現・佐賀大学医学部）に、国立大では初めて総合診療部を立ち上げ、引き続き京都大学にも総合診療部を開設しました。佐賀医大では成功していると思います。ただ、京大のようにサイエンス一辺倒の大学では、なかなか総合医を育てることは難しい。研究色が強い先生方は、総合診療のものの考え方をなかなか受け入れられない。サイエンスが強くなると、患者さんを全人的に診ようというスタンスを受け入れ難い集団になっていくようです。大学において総合診療を理想的な形にもっていくのは非常に厳しいでしょう。

——多くの大学病院には総合診療部は設置されていますが、大学院の講座としての体裁を整えているところは少ないようです。ところが、国民サイドから言えば総合医は絶対に必要なわけです。

福井　おっしゃるとおりですね。

ガイドとしての総合医
——問題の多い臨床研修制度の見直し

——聖路加国際病院のように、入り口にガイドがいて、初めて来た患者さんでもエスコートできる、そういう病院は珍しい。病院の仕組みがわからない一般の患者さんが、いきなり大病院に来て、何科に行ったらいいのかわからないのは当たり前。だからこそ、総合医が必要なのです。

福井　総合医は医療の体制上は絶対に必要です。たとえば、おなかが痛いといっても心筋梗塞の人もいます。おなかが痛いから消化器内科、婦人科に直接行くのではなく、きちんと病気の仕分けをしたうえで専門医に送らないと危ない。

――私は以前、ある先生から「頭が痛い場合には119の病気と関係ある」と聞いたことがあります。119の病気のどれに当てはまるのかを判断するのは医師でも大変です。ましてや、それを患者さんができるはずがない。日本医師会は「総合医の議論は医療の国営化につながる」と主張していますが、今はそんなことを考えている役人はいないでしょう。

福井　「国民にとってよい医療とは何か」という視点が欠けているのではないでしょうか。患者さんの立場に立ったら、何がベストかということを出発点に考えないといけません。

――医師の臨床研修制度にも、この議論は当てはまりますね。

福井　新医師臨床研修制度の今回の見直しもひどい話です。2004年から始まった新臨床医師研修制度は総合医の専門家をつくる制度ではありませんが、幅広い診療科で研修を積んで、将来は総合診療やプライマリケアの受容能力をもった医師をつくろうと始めたはずです。ようやく望ましい方向に研修制度が変わり、成果も出てきつつあっただけに、私は今回の見直しにはがっかりしました。

多いグループプラクティスによる対応
――諸外国の「総合医」の仕組み

――今度は海外に目を向けて、諸外国の総合医の現状について考えてみたいと思います。スウェーデンでは、1970年代から総合医の仕組みづくりに取り組み始めましたが、結果的に専門医が数人集まって総合的に対応する「グループプラクティス」が広がり、1人で総合医として対応する医師はほとんど育ちませんでした。同国の大学医学部は専門医しか育てなかったわけです。専門医が集まるグループプラクティスについては、どのようにお考えですか。

福井　スウェーデンに限らず、英国や米国もグループプラクティスが主流ですね。それぞれ専門性の異なる医師が、お互いの能力を活用し合って患者さんの問題を解決するのですから、よい方法の一つだと思います。

――グループプラクティスと、1人の総合医が対応するのと、どちらがよいのでしょうか。

福井　システムとしては、どちらでも構わないと思います。日本の現状の医療制度にフィットし、手っ取り早くできるのはグループプラクティスでしょう。ただ、グループプラクティスに関して言えば、既に日本でも25年前からいくつかのグループが取り組んできたようですが、全国に広がったとは言えません。医師がチームをつくれないことが原因のようです。

――収入の分配でもめるそうですね。スウェーデンもグループプラクティスが始まった当初は分配で混乱があったようです。そこで、医師が4人いれば、カルテを4色に分け、自分の診た患者の分については自分の収入にする仕組みをつくりました。

福井　日本は欧米のような契約社会ではありませんからね。細かいことは知りませんので、あくまで憶測ですが、日本のグループプラクティスが機能しなかったのは、チームに必要な契約の概念を共通認識としてもてなかったからではないでしょうか。

――今の時点で日本に総合医の仕組みをつくろうとすると、専門医が3～5人集まった診療所ばかりになる可能性があります。診療所ではあるが、小型の病院のような仕組みです。果たして、それでいいのでしょうか。グループプラクティスか、それとも総合医1人による対応か。今後10年くらいの間に、この点が議論の対象になる予感がします。

福井　いずれにしても、早急に若い医師が早い段階から3～4年のトレーニングを受けて、幅広い診療ができるような制度を始めないと、患者さんの要求に応えられないでしょう。

――大学の医学部でも、研修医が診療所に研修に行って2、3週間鍛えられると、人間が変わったように臨床能力が高まる話を聞いたことがあります。校内にいては人間的に大きく成長しません。大学より実地で訓練した研修医のほうが、コミュニケーション能力も高くなります。

福井　現状で取り組むことができるのは、既に専門をもっている医師が、少しだけ専門以外の領域を勉強し、複数で総合的に対応する仕組みでしょう。最終的には1人の医師が幅広い能力をもつ形にすべきではありますが、過渡的な形態としてグループプラクティスはあると思います。

トータルな判断能力も不可欠
——課題山積の高齢者医療

——昨年は後期高齢者医療制度が議論になりましたが、高齢者の医師へのかかり方にも問題があります。たとえば、大病院や大学病院に知り合いの医師がいると、その医師を頼りに1人で6つも7つも科を受診する高齢者がいます。各科で薬を処方されるので、薬の合計が30種類以上にのぼることもあります。もう一つの問題は1人で5つも6つも疾患を抱えている場合に、治療の順位をどのように決めるのか、そして、その順位を決めるのはだれか、という点です。

高齢者はどの病気から手をつけていいのか判断できません。たとえば、3つのがんに同時にかかっているケースがあるとします。そうした場合に、前立腺がんは少し時間を置いて治療してもいいが、胃がんは今すぐ手術しましょうとの判断が必要になるわけです。

福井　そうしたアドバイスができるのも総合医でしょう。

――以前、大学病院で30種類を薬を処方された高齢者から相談をもちかけられたことがあります。その高齢者が調剤薬局の薬剤師に聞いたら、「この薬は必要ありません」とは医師には言えない」とのことでした。薬剤師は基本的に医師相手の商売ですからね。私はその高齢者に「あなたの体全体を判断してくれる開業医を見つけなさい」とアドバイスしました。

福井　そういうタイプの医師が総合医ですと、明示できるシステムが必要です。

――総合医の資格は、たとえば内科の専門医と同じように、専門医の扱いで明示すべきでしょう。

福井　専門医制度の整備と一体的に、総合医の認定制度もつくるべきです。総合医の看板を掲げている医師は「これこれの能力をもっていて、これこれのことを行います」ということが、一般の人にわかるようにしないといけませんね。

――私は以前、活躍している総合医300人の医師のなかから、さらに選ばれた7人の医師を取材したことがあります。やはり素晴らしい人ばかりでしたね。総合医として能力のある医師はたくさんいますが、現状では探すノウハウがない。インターネットに出ている情報にも信用できないものが含まれていますからね。

福井　総合医としての能力と受けたトレーニング内容がわかる資格制度を構築しないと。今のままでは患者さんが路頭に迷うことになります。

――困るのは結局、患者さんですからね。

福井　残念なのは、総合医の制度づくりに反対する医師もいることです。

――医師のなかには、専門医のほうが偉いと思っている人もいます。

福井　極端に狭い範囲の疾患のみを扱う専門医と、総合医を比べると、医療に対するパラダイムも違ってくるようです。

必要な「死に方」のアドバイス
――学会と日医で認定制度創設を

――語弊があるかとは思いますが、総合医は「人間がいかに死ぬべきか」についてもアドバイスができる人だと考えます。現在、100歳の老人は約3万人います。超高齢社会の進展で、今後は「どのようにして死ぬか」ということも大きなテーマになるでしょう。

福井　最初に総合医に必要な3つの能力でもお話したように、総合医にはコミュニケーション能力が不可欠です。人によって理解の度合いが違うので、「全人的」という言葉はあまり使いたくありませんが、一言で言うと全人的なケアができる能力ということになります。死に方について指示はできませんが、一緒になって話ができるだけの能力は必要でしょう。

――死に方については、国民の課題でもあります。今は永遠に生きると思っている人もいますから。

福井　来年４月には「日本プライマリ・ケア学会」、「日本家庭医療学会」、「日本総合診療医学会」と、総合医養成を志向する３つの学会が一つになる予定です。合併して大きくなった学会と日本医師会が一緒に総合医の認定制度を立ち上げてほしい。

――総合医の認定は日医でやるべきでしょう。今は反対する人もいますが。

福井　既に開業している先生方も、総合医になるための勉強をする若い医師をサポートしてほしいですね。

（初出　ＭＭＰＧ医療情報レポートＶＯＬ．95）

PROFILE

福井《ふくい》 次矢《つぐや》

財団法人　聖路加国際病院院長

京都大学名誉教授

1976年、京都大学医学部卒業。聖路加国際病院内科で研修後、米国コロンビア大学、ハーバード大学に留学。ボストンのケンブリッジ病院で内科クリニカル・フェロー。84年にハーバード大学公衆衛生大学院でMPH（公衆衛生学修士）取得。帰国後、国立病院医療センター（現・国立国際医療センター）循環器科、佐賀医科大学（現・佐賀大学医学部）総合診療部、京都大学総合診療部臨床疫学を経て現職。

３．後藤　由夫氏

（２０１０年５月）

昔とは大きく変化した医師と患者の意識
いつの時代にも総合医は必要

臨床内科学の発展を目的に、生涯研修の推進や高血圧・糖尿病・インフルエンザなど疾患の研究を行う「日本臨床内科医会」（事務局＝東京都千代田区）。約１万６、０００人の会員には開業医も多く、臨床の第一線で活躍している。同会会長を務める後藤由夫氏に、最近の医療の課題や総合医の必要性について、聞いた。

患者と深くかかわらない医師が増加
――昔と今の医師の違い

――後藤先生は半世紀にわたって日本の糖尿病治療をリードされてきた名医ですが、昔の医師と今の医師の違いについて、何かお感じになることはありますか。

後藤　昔の医師のほうが、患者さんのことを深く知っていました。家族背景や既往症、気質など、それこそご先祖様まで知っていたものです。ところが、今はビルのオフィスで診療し、診療時間が終わるとマンションに帰宅し、自宅の場所や電話番号も教えない医師もいます。これでは、患者さんは不安になります。もちろん、今も患者さんのことを十分に把握し、地域に密着して活動する医師は多いのですが、傾向として患者さんとあまりかかわらない医師が増えてきました。

――個人情報保護法でプライバシーを重視した結果、ややこしい時代になったと感じています。私は多くの医師の方とお会いしてきましたが、昔の先生のほうがはるかに余裕があった。

後藤　いろいろな意味で、今は忙しくなっています。診療だけでなく、生きていくことでも。

――失礼な表現になりますが、最近の先生方は少しガツガツしているように感じます。理由として考えられるのは、昔は医学部を卒業さえすれば安定的に医師を続けることができた。今はそれだけでは難しいようです。

後藤　医学の知識として覚えることが多くなったし、患者さんから要求されることも増えました。また、診療報酬の削減で、多くの患者さんを診なければ経営が成り立ちません。私が会長を務める日本臨床内科医会の会員は、多くの方が開業しています。開業医は診療に加えて経営も考えなければならないので、大変です。

訓練が行き届かない教育システム
――家庭医・総合医の育成と課題

――私は「今の日本には、どうしても総合医が必要だ」と主張してきました。緊急の場合を除いて、患者さんはまずは総合医に診てもらうべきです。軽い疾患にもかかわらず、大学病院を受診するのはいかがなものでしょうか。慶應義塾大学病院の外来には毎日４、０００人が押しかけるそうです。そんなに慶應でなければ診られない患者さんがいるとは考えられません。患者さんは〝慶應〟というブランドから、何となく安心感を覚え受診しているのでしょう。

後藤　患者さんの状況を的確に判断し、自身で治療できる疾患は治療し、できない疾患に関して専門家にきちんと紹介できる人が総合医です。日本臨床内科医会の先生方は、たとえ看板こそ掲げていなくても、実際は家庭医や総合医として働いている方が多いと思います。

――開業医を見ていても、総合医に興味のある医師と、そうではない医師の２種類があるように感じます。

後藤　総合医は「今の時代だから」ではなく、いつの時代にも必要です。医師が自分の専門科目しか診ないのであれば、患者さんは複数の医療機関にかからなければなりません。患者さんが不便なうえ、こうした状況が続けば、医師が何人いても医師不足は解消されないでしょう。医師は家族背景も含めて患者さんのことを深く知り、総合的に診ることが必要です。

――以前、イギリスやデンマークなど欧州の医療機関を取材したことがあります。欧州各国の総合医は相当シビアな訓練を重ねて資格を得て、9割を自院で診療し、残り1割を病院に紹介しています。きちんと診断できる能力をつけるために6〜7年はかかりますが、地位も安定し国民の信頼がそれなりにあると聞きました。

後藤　欧米の先進国では、総合医のシステムがしっかり根付いていますね。

――医学を発達させたのは臓器別専門医だが、国民の側からいうとオールラウンドプレーヤーが要求されている。需要と供給の乖離が如実に現れているのが老人医療ですね。高齢者が大学病院の各科を受診し、薬を30種類も処方されたケースを聞いたことがあります。また、複数の疾患を抱えた患者さんが、どこから治療を始めればいいのかわからずに不安なまま放置されている。こういった問題がさまざまな病院で起きています。

後藤　確かに総合医は必要ですが、実際に養成できるのか、との疑問を抱いています。今の大学は医師を育てることより研究業績を優先していますから、難しいのではないでしょうか。総合医は基本的に何でも診なければいけません。もし、重大な疾患に気づかなかった場合、患者さんから訴訟にもち込まれる可能性さえ考えられます。

――医師だけでなく、患者さんも昔に比べると変わってきましたね。

後藤　世の中、厳しくなりました。少しでも何かあると、患者さんから訴えられる。診るほうも診てもらうほうも疑心暗鬼。これでは双方が不幸です。私が診てきた患者さんには、そういう方はいませんでしたが。

――私は日本で初めてインフォームド・コンセントの本を書きました。インフォームド・コンセントを主張するなら、国民も一定の医学知識をもたなければいけません。医師が一生懸命説明しても、国民が理解しようとしないのではインフォームド・コンセントが成立しない。

ほかにも多くの問題があります。たとえば、マスコミは単に手術数の多い病院を良い病院だと宣伝し、そのランキング本が売れている。国民は自分の頭で判断するのではなく、書いてあることが正しいと信じているのではないでしょうか。医療の危機とは医師不足や医療費削減だけではありません。マスコミが正確な情報を伝えようとしない、あるいは国民が知ろうとしないという傾向も危機だと思います。この危機を打破するには、医師からの情報発信も必要でしょう。

数値のみで判断する専門医
——最近の生活習慣病の傾向と対策

——後藤先生のご専門である糖尿病の患者さんも変わってきましたか？　私も糖尿病ですが。

後藤　昔はもともと糖尿病体質の患者さんしか、糖尿病にはならなかった。今は生活環境の変化で、だれでも糖尿病になる可能性がある時代です。食べ過ぎとともに身体を動かさなくても済み、ストレスの多い環境が大きいでしょうね。

——社会全体に糖尿病になるような食事があふれていますね。人類は飢餓の時代が長かっただけに、血糖値を上げるホルモンはたくさんあるが、下げるホルモンはインシュリンだけ。人体はメカニズム的にも血糖値を上げるようになっています。

後藤　人体で一番大切な脳の機能を維持するのは血糖です。60以下の低血糖になると、意識が朦朧とします。

——自分が糖尿病になったことで、この疾患に興味がわきました。生活習慣病対策として特定健診・特定保健指導がありますが、メタボなんていわずに、糖尿病に絞って検診や指導をしたほうがうまくいったのではないでしょうか？　メタボという表現を使い、体つきで人を評価するのはよくないでしょう。そもそも、メタボの基準自体が厳しい。

後藤　海外に比べると、日本の基準は少し厳しいようですね。

――私は糖尿病がらみの検査数値は悪いけれども、ほかの数値はほぼ正常です。

後藤　人間は高齢になったら、血糖値を上げないと細胞に栄養素が浸透しない仕組みになっていますから、ある程度は上がっても仕方ありません。あまり気にすることはないでしょう。

――こうした点でも総合医の必要性を感じます。専門医は厳密に数値で「正常・異常」を判断しますが、総合医なら患者の年齢や生活背景を加味して、数値に幅をもたせて正常・異常を判断できる。一般的な正常値を若干オーバーしていても、今すぐ治療ということにもなりません。

後藤　検査の数値が少しでも上がったり下がったりすると、すぐに異常と記載するようになっているからです。

――総合医がバランスよく患者さんを診断できるシステムを日本に定着させられないか、と常々思っています。私は以前、全国から選ばれた7人の総合医の方を取材したことがあります。皆さん立派な方ばかりで、素晴らしい仕事をしていますが、そうした医師の素晴らしさが国民に伝わっていないのは残念です。総合医を評価する仕組みはできないものでしょうか？

後藤　日本臨床内科医会では毎年、地域で一生懸命頑張っている先生方を積極的に表彰しています。

——医師も国民も、専門医のほうが総合医より一段上と勘違いしている。大学医学部の先生方もそうですね。

後藤　大学では医学概論を教えるべきです。医師を志したうえで、これから何を目指すのか。哲学とでもいうのでしょうか、大きい医学の動きを学ぶ機会に欠け、学生の総合的に考える力が落ちてきているように感じています。

——今の医学教育に欠けているのが哲学です。哲学がないから、考える医師が育たない。大学の教授に聞くと「教えることが多いので、とてもそこまでは手が回らない」と言う。たとえば、解剖学を1時間削るだけのことで、教授会で10時間も議論しなければならないそうです。

後藤　大学教授は、ご自身の講座の時間は譲れないからです。ドイツには医学史を専門に教える教授がいます。たとえ数時間でもいいから、日本の大学教育にも医学概論の時間を設けてほしいですね。

生活習慣と疾患との相関関係
——日本臨床内科医会の大規模調査

――日本臨床内科医会は昨年、３万５、０００人もの患者さんを調査したそうですね。

後藤　会員数１万６、０００人超の強みを活かして、日常生活習慣と疾患との関連について大規模調査研究を行いました。調査の名称は「生活習慣・健康状態・排尿障害の調査研究」で、昨年１年間をかけ、会員が勤務する診療所や病院の40歳以上の患者さんを対象に行いました。生活習慣と組み合わせた調査は従来にはなく、臨床内科学への大きな貢献になると思われます。

――どのような結果が出ましたか？

後藤　興味深いデータがいくつも得られましたが、一つご紹介すると「野菜をよく食べる人ほど腹囲が小さい」ということがわかりました。回答者のなかから、腹囲の記載があった約１万５、０００人の生活習慣を分析しました。たとえば、男性の腹囲正常者と野菜の摂取量の相関関係を見ると、「野菜をほとんど食べない」という習慣で正常な人は31％、「普通に食べる」で40％、「毎日食べる」で45％とそれぞれ増加しました。ほかにも、飲酒や喫煙、睡眠時間、運動などと排尿や便通、関節の痛み、物忘れなどで、示唆に富んだ相関関係を得ることができました。今回得られたデータを今後の診療に活かしていきたいですね。

――日本臨床内科医会は、ほかにもさまざまな活動を行っていると聞いています。

後藤 今回の調査以外にも、糖尿病性神経障害や高齢者高血圧の治療目標値の研究、インフルエンザの研究なども行っており、マスコミのみならず他学会からも注目されています。昨年は実地医家のための日常診療の手引き『内科診療実践マニュアル』も発刊しました。これは診療の時系列に沿ってわかりやすく解説したもので、内科医が知っておくべき他科の知識も網羅しており、臨床内科医が座右の書として活用できるものです。

――学会はできて四半世紀がたつそうですね。

後藤 1985年の設立で、私は99年から会長を務めています。今後も学会として、医師と患者さんのためになる活動を続けていきたいですね。

（初出　MMPG医療情報レポートVOL.98）

第５章　総合医を語る～水野 肇インタビュー～

PROFILE

後藤《ごとう》 由夫《よしお》

日本臨床内科医会会長

１９４８年、東北大学医学部卒業。58年、米国ペンシルベニア大学内科客員科学者。70年、弘前大学教授。76年、東北大学教授。東北厚生年金病院院長、日本糖尿病協会理事長などを歴任。99年から２０１０年度まで日本臨床内科医会会長。著書は『健診判定基準ガイドライン』（文光堂）、『私の糖尿病50年』（創新社）など多数。

4. 大滝 純司氏（2010年10月）

総合医の需要は今後さらに高まる
志望者を増やすには「身近さと憧れ」が必須

1916年に創立以来、「自主自学」を建学の精神、「正義」「友愛」「奉仕」を校是に優れた医師の育成に努める東京医科大学。同大学医学教育学講座主任教授の大滝純司氏に、総合医養成の構造上の問題点と今後の方向性について、聞いた。

ハードルを下げることが必要
――総合医増加への道

――総合医が必要だという認識は皆さんもっていますが、現在の総合医の水準を十分だと思っている人はいません。その議論をしていくと、総合医をどのように養成すればいいのか、というところで意見が分かれます。大滝先生のご意見をお聞かせください。

大滝 逆説的になりますが、私はあえてあまり目標を高くしないほうがよいのではないかと思います。もちろん、いい加減にやるということとは違いますが。そう考える理由は2つあります。

一つには、総合医を多数養成しなければならないからです。以前、ある新聞記者の方の取材中に「医療において、総合医はすごくいい存在ですね。しかし、全国どこであろうと、住民のすぐ近くにいなければ意味がないのでは」と指摘されたことがあり、改めてそのことの重要性を実感しました。たとえば心臓外科医の養成なら、年に50人くらいを全国から集め、そこに症例を集めてどんどん手術を経験させることで成り立つと思います。しかし、総合医の養成となると、年に50人ではとても足りません。ある程度の人数を育てる必要があるのです。

――私も同感です。高いハードルを越えた者だけが合格、というやり方だと総合医は増えていかないでしょう。では、もう一つの理由とは?

大滝　ある研修医に言われた一言です。学生の時や初期研修でジェネラルにやりたいと考えていても、最終的には違う方向に進む人が多いことについて、その彼は「総合医の先生方のやられていることを知れば知るほど、ほとんどの人は次第に『自分には無理だ』と思うようになるのではないでしょうか」との見解を示したのです。たとえばアメリカに留学するとか、一心不乱にものすごい研修をするとか、離島に行って一人で頑張るとか、そういうことをやらないと総合医として一人前になれないイメージが強いということです。

これらの理由から、総合医はこうあるべきだ、何をやるべきだと議論することも大事ですが、まずは誰でもある程度のトレーニングを積んだら総合医となれるシステムを構築することが先決ではないかと、私自身は考えています。

卒後に「全般的研修」を長期に
——総合医養成の仕組み

——具体的に、どのような形での総合医養成が望ましいとお考えでしょうか。

大滝　例えとして適切ではないかもしれませんが、小売業でいうとデパートや専門店街をつくるのではなく、コンビニエンスストアをつくるようなイメージです。コンビニでは食品ひとつとっても高級なものは扱いませんし、とびきり新鮮なものが置いてあるわけでもありませんが、一通り揃っていて、安全性も保障されています。そして、生活の場のすぐ近くに存在しています。コンビニの店長になるのに超人的な努力が必要かといえばそんなことはなく、普通の人がしばらく研修を受ければお店をもつことができます。

そして、近隣の住民からは「いい店ができた」と喜ばれるわけです。そんなイメージで総合医を養成していくと良いのではないかと思います。その意味で、臓器別の専門医を養成するのとは考え方を変えないと、どこかで歯車がかみ合わなくなってしまうのではないでしょうか。

——確かに。現在の大学が果たしている機能は専門医養成の拠点であり、そこで総合医の養成はできません。多くの人は大学で総合医を養成しようとしてうまくいかなかった経験をもっています。

大滝　総合医をどのように養成するのかという構造の話ですが、もう一つ重要なことがあります。医学生や研修医が「総合医になりたい」と思えるかどうかです。そのためには「なれそうだ」「自分でもやれそうだ」というイメージと、「ああいう医師って素晴らしいな」という憧れの気持ちが大事になります。はっきり言って、総合医はまだまだ認められていない部分が多いのが現状です。総論では皆さん大事だと言われるのですが、そのことと尊敬されることはだいぶ違います。

——それを最初に指摘されたのは榊原仟先生です。「専門医は総合医よりも偉いと思っている医師が多すぎる。それが一番の問題だ」と、何度も聞かされました。

大滝　自分もなれそうだという身近さと、自分自身や医師仲間、患者さんからも憧れの対象となるだけのステータスやアイデンティティ、その両方が揃ってはじめて、大勢の医師が総合医を目指すようになると思います。

――別の角度からお聞きします。総合医の道を歩いてから専門医になればいいという考え方があり、現在の卒後臨床研修におけるローテート制はそれに近いものがある。そう考えるべきなのか、それともやはり専門医を目指すのは初めから医局に入ってやったほうがいいのか、そのあたりはどうお考えですか。

大滝　今の日本の卒前教育ならば、専門医になるための研修をする前に卒後にジェネラルに研修せざるを得ないと思います。アメリカと同様に、内科全般をもう少し長い期間やってから専門に進むほうがいいのではないでしょうか。アメリカでは卒前にかなりの期間を内科で参加型の実習をしているにもかかわらず、内科に行く医師は内科をローテーションでジェネラルにさらに3年やってから臓器別に進んでいきます。日本でも初期研修で内科を全員が研修しますが、その期間や内容がアメリカと比べるとかなり少ないです。そこは大きな違いだと思います。

専門医制度を確立すべき
――総合医の位置づけ

――現在の医療という世界での総合医の位置づけについては、どのように捉えられていますか。

大滝　位置づけというか、ほとんど位置がありません。患者さんでも総合医と聞いてわかる人は少ないですし、今のところ位置づけははっきりしていないと思います。

――位置づけの明確化と認知度の向上のため、アメリカのように総合医もプロフェッショナルとして考えられるべきなのでしょうか。

大滝　先ほど申し上げた、なれそうでアイデンティティもあり、ある程度尊敬されるためには、専門医制度は必須だと思います。今後ほかの領域に専門医制度が定着するなかで、プライマリ・ケアにも専門医制度がなかったら、事態は今よりもっとひどくなる。一部の方々が主張されている「プライマリ・ケアの専門医などナンセンスだ」というポリシーもわかりますが、果たしてそれで大勢の若い人が総合医を目指すようになるのか疑問です。研修医たちが専門医制度のない分野に大勢入ってきてくれるかといったら、それは絶対にないでしょう。

――なるほど。専門医制度に加えて、各大学病院に総合診療部門もあるとなおいいでしょうね。

大滝　自分で言うのもなんですが、当院の外来研修は面白いと思います。診断のついていない段階から患者さんを診る機会が多いので、研修医からの評判もいいのです。しかし、当院は3次医療機関なので総合診療は主たる役割ではなく、卒前でも卒後でもプライマリ・ケアを教えろと言われると、やればやるほど赤字になります。

——そこが問題なのです。赤字にならないように診療報酬の点数を改めるか、医療政策をそういった方向にもっていけばいいと思うのですが、それでも反対する教授はいるでしょうね。

大滝　加えてややこしいのが、東京は医療崩壊で〝救急砂漠〟のような状態になっていますので、受け入れのベッドが不足していることです。たとえば、総合診療科から消化器内科に消化管出血が疑われる症例を紹介するとします。もちろん消化器内科医としては胃カメラ検査を行って止血したいのですが、その後入院させるベッドがない。もし無理やり入院させたら、列をなして待っている胃がんの患者さんをさらに待たせることになるのです。大学病院でプライマリ・ケアをやろうとすると、そういうジレンマも生じます。

——複雑な問題ですね。

大滝　確かに大学病院は臨床教育・研究と3次医療をやるところだと、私も思います。そこでプライマリ・ケアも教えようとするときの矛盾はすごいものがあります。これが各大学病院の総合診療部門が潰れる一因になっていると思います。しかし、もう一言だけ言わせてもらうと、プライマリ・ケア部門が大学にないと総合医は尊敬される存在にならないでしょう。どんなに総合医として優れている先生が全国に１００人２００人いようと、大学にその部門がなければ学生を教育する機会は限られてしまいますし、学問として高めてもいけない。それに、クオリティコントロールもできない。そういった意味で、総合診療部でも地域医療部でも名前は何でもいいですから、大学にないといけないものだと思うのです。

えり好みせず「まず診てみよう」
――総合医のスタンス

――さまざまな問題があるなかで、総合医を目指している若い医師に対して何かアドバイスはございますか。

大滝　総合医は〝ジェネラルに診る医師〟であり、開業医に限らず病院の総合医もあると思います。一人だろうがグループ・プラクティスだろうが、病院で働こうが診療所で働こうが、都会で働こうがへき地で働こうが、その場に応じてやればいいのであって、スタンスは患者さんのえり好みをしないことです。とりあえず、そこに来た人を診る、そういう姿勢の確立とそのためのトレーニングをする、ということで括れるのではないでしょうか。もちろん、すべてを診られる医師なんていません。総合診療というと、「全部を診るなんて無理だ」とよく指摘されますが、総合医は「まず診てみよう」というのがスタンスだと思っています。周りにスペシャリストがいれば後はその医師に任せればいいし、いなければ最先端の診療ではないかもしれませんが、自分で標準的な診療を、やれる範囲でやろうという姿勢が必要だと思います。

――私は人間性が大事なのではないかと思います。相手の心理がわかるとか、言葉の選び方がうまいとか、そういうことで患者さんに支持されるかどうかが決まるのではないでしょうか。こういう医師なら誰もが納得できるという正解はなく、それぞれに長所も短所もあり、それでも総合的に考えて好きかどうか。結局、よく昔から言われる「あの先生とはウマが合う」という類の話にたどり着きます。そして最後に言いたいのは、「選ぶのは住民である」ということ。医師が患者さんを選ぶのではなく、患者さんが医師を選ぶのだと私は思います。それでは最後に、今後の目標や意気込みをお聞かせください。

大滝　私にとっての今後の課題は、総合診療部門をどうやって大学で生き残れるようにするかです。全体として見ると総合医は必要だと思いますし、その需要は増えているのに供給が全然追いついていないという状況があります。新医師臨床研修制度が始まってから、少なくとも研修病院にはジェネラルな臨床を教える医師が必要となり、主に内科を中心として総合診療科や総合内科のような部門を担当する医師がだいぶ増えてきました。それから、内科のトレーニングが臓器別に分かれていることの裏返しで、循環器・消化器・呼吸器・内分泌など全部を揃えないと内科の診療ができないような状況になってきています。そのため、中規模以下の病院ではそれだけの医師を揃えることができず、せいぜい消化器と循環器の医師がいて、あとはジェネラルに診る医師を置く、というような形を内科部門のあり方として考えるところが増えてきています。

ですから診療所と、そういった中小病院、それにへき地や離島、あとは国際医療協力の分野などで、総合医の需要はすごく大きいと思います。

（初出　ＭＭＰＧ医療情報レポートＶＯＬ．１００）

PROFILE

大滝《おおたき》 純司《じゅんじ》

東京医科大学　医学教育学講座　主任教授

1983年、筑波大学医学専門学群卒業。川崎医科大学講師、筑波大学講師、米国ベスイスラエル・ディコネス・メディカルセンター客員研究員、北海道大学助教授、東京大学助教授を経て、2005年から東京医科大学病院総合診療科教授。08年5月から現職。医学生・研修医への基本的臨床能力の教育や、総合的な臨床能力をもつ医師の育成に取り組んでいる。旧日本総合診療医学会副運営委員長、EPOC（オンライン臨床研修評価システム）運営委員、新医師臨床研修指導ガイドライン作業班班長などを担当。

5. 黒木　茂広氏　（2011年4月）

幅広く対応できる総合医の必要性は増大
育成のカギは学会以外の第三者評価

「優れた臨床医を数多く輩出する」と、周囲の評価が高い自治医科大学。今、臨床医に求められている〝総合診療力〟を高めるには、何が必要なのか。同大学医学部准教授の黒木茂広氏に聞いた。

患者・医師による専門医偏重
――総合医普及への課題

――先日、国会議員に会う機会があり、彼らは優れた臨床医を育成しているということで自治医科大学（自治医大）を高く評価していました。なかには「もう1つ自治医大をつくろう」と言う人もいたほどです。私は、今の日本の医療には総合的に診療できる能力をもった医師が必要だと思っており、最もその育成に成功しているのが自治医大だと思っています。必要と言われながら、なかなか育成できていない理由はどこにあるのか。また、何をどう変えていくべきか。本日は同大学の取り組みや、育成に携わっている黒木先生のお考えを聞きたいと思い、お時間をいただきました。

黒木　まず、私も総合医の育成には賛成です。自治医大を卒業した後、鹿児島の離島で勤務するなかで、幅広く対応するには医師としての〝根っこ〟になる部分が必要と感じました。また、ある時「頭が痛い」と言う患者さんがいたので診療したところ、しばらくすると「先生に言うことではなかったですね。失礼しました。神経内科に参ります」と言われたことがありました。当時、循環器を専門とする私への配慮だったのですが、「では、いったい誰がこの人全体を診る主治医なのか？」と、違和感を覚えたのを記憶しています。これまで日本の医師教育は専門性の追究に終始していましたし、医師側も一つの分野を究めるほうが幅広く手がけるよりも集中できて、多方面に気を配らなくて、ある意味で楽だったということがあると思います。専門医が多く育った背景には、こうした要因が絡んでいると思います。

――総合医の育成や主治医制度において、世界で最もうまくいっているのはフランスでしょう。ただ、大学3年時に、試験に合格すれば専門医のコースへ進むことができ、不合格は総合医コースにしか残れないというシステムについては、いかがなものかと思っています。私は「医師はまず総合医であるべき」と考えています。たとえば、イギリスやデンマークでは、7年くらいかけて総合医の資格を取得し、それから専門医の道に進む。日本だと「そんな暇があったら、一刻も早く専門医になるべき」と言う人も少なくないでしょうが、私はそれが本来の姿だと思っています。現状の2年間のローテートでは不十分でしょう。

黒木　同感です。初期臨床研修センターに僕も関わっていますが、これも今まで2年くらいだったのが実質的には1年くらいに短縮されました。

――「専門医のほうが総合医よりも力や地位が上」との見方が世間にあります。専門医による治癒率が高いというデータはないのに、なぜあんなに専門医を頼り大学病院に行くのか…。有名税みたいなものなのでしょうか?

黒木　そういうものかもしれません。慶應義塾大学病院の外来が多いのも、「慶應に診てもらっている」というのが心のよりどころとなっているのだと思います。

――もっとも、何より医師が総合医を下に見ているふしがある。これが一番の問題です。かつて、大変厚意にしていただいた先生に、こんなことを言われたことがあります。「本当の名医は総合医のなかから出てくるもの。専門医でも基本的に総合的に診ることができなければいけない。そうでなければ本当の医師ではない」と。私もそのとおりだと思います。たとえば、糖尿病の専門医で眼底をのぞける医師はいません。眼科医任せです。

黒木　反対に、眼科医の多くは眼しか診ていません。眼に症状が出る内科疾患は多い。そういうことを知っているか、また内科的なことを経験したことがあるかで、同じ眼科医でも大きな力の差があると思います。

――糖尿病の専門医というのであれば、腎透析もできるし、神経もある程度診ることができるのが理想。そうならない根本的な原因は〝医局制〟にあると思っています。論文を指導する医師と臨床を指導する医師のどっちにも教授を置くべきです。そうしなければ、論文はうまく書けても、患者さんは診られないということが十分考えられます。

黒木　技量や診療能力などを判断するのは難しいからでしょうね。書いたもののほうが判断しやすい。〝わからないものはないもの〟として目を背ける傾向にあるように思います。たとえば、私が発起人のひとりとして立ち上げた「循環器の身体所見を教える会」という会があります。これまで8回開催し、研修医のほか学会の理事長など毎回約300人が参加します。ある時、「身体診察の実演がいいのではないか」と意見が出たので、聴診と触診の方法をその場で教えることを企画しました。会場の一角にビデオ撮影ができるスペースを確保し、「いったい誰が実演するのか?」という話になった時に、お互いに「先生が…」「いやいや先生が…」と譲り合う。最終的に、私が行いました。恐らく、皆さんは初めてのことなので「万が一間違っていたら…」といった不安を覚えたのでしょうね。

――どの学会でも、そういうことをやればそうなるでしょうね、日本の場合は（笑）。

黒木　だから結局、研究論文などでヘッドが決まるわけです。そして、トップになってもわからないものには目を向けず研究ばかり行う。若い医師もそれが良い医師と思ってしまい、そこをめざすという悪循環が生まれるのでしょう。

評価システムの導入を
――総合医育成に必要な仕組み

黒木　総合医の必要性を認識し、いろいろなところで議論が交わされていますが、どういう制度がいいのか、具体的な案はなかなか出ていません。先ほどフランスのお話がありましたが、たとえば海外で参考になる例はあるのでしょうか？

――スウェーデンがその1つです。かつては、人口と病床数の比率だけで医療供給体制を決定していたのですが、やはり総合医が必要ということで総合医の育成に力を入れました。しかし、専門教育を受けた医師がいきなり総合医になれと言われても対応できず、結果的にグループプラクティスが増えていったのです。政府は困ったものの、内科の総合診断ができる医師の必置をすることでグループプラクティスを認めました。いくつか見学させてもらったのですが、複数の専門医がいるといっても実際に忙しいのはやはり内科です。

黒木　効率を考えれば、やはり〝扇の要〟のような役割が必須です。自治医大病院でも総合診療部を開設しています。

――最近は、病院でも総合診療部を設置しているところが増えていますね。自治医大ではいろいろな診療科目の専門医がいらっしゃるのでしょうか?

黒木　新設してから間もないこともあり、基本的に専門医が複数入っているということはありません。

――そうすると、若い医師が多いのでしょうか?

黒木　おっしゃるとおりです。先ほど臨床研修制度の話が出ましたが、2年とはいえ、制度開始後の人のなかから、きちんとした総合医が出てくると期待しています。もっとも、「総合医だから満遍なく診ることができる」とみるのは難しいでしょうね。私は、ある程度の得意分野はもっていなければならないと思っています。「専門性」というと語弊がありますが、得意とする部分と〝不得意だけどとにかく診る〟というバランスが大切ではないでしょうか。

――確かに、医療が日進月歩する現在、常に勉強していないといけないわけですから、専門医がはやるというのもわかります。その観点に立てば、おっしゃるように「得意な分野もあるけど、不得意な分野も対応する」というスタンスには賛成です。

黒木　初期研修があるものの、今の専門医には裾野がないことが問題です。ですから、最初にベースとなるものがあって、その上に専門医を位置づけることが必要ではないでしょうか。併せて評価システムも第三者が行うようなシステムを設けるべきだと思います。自分の専門以外はわからないという医師が多い。前述したように、知らない世界に飛び込むには恐怖感を抱くわけですから、「総合医」といってもネガティブに考えてしまう。特に偉い先生はご高齢ということもあり、今からやろうとしてもできません。若い医師も同様で、現状は医局で決められたテーマに基づき基礎及び臨床研究などをこなしていくシステムですから、必然的に〝何でも屋〟ではなくなります。やる気やチャレンジ精神を起こさせるためには、何らかの評価が必要でしょう。学会認定試験などによるブラッシュアップは個々の先生が一生懸命努力されていますが、先ほど申し上げた第三者的な評価がナショナルボードになり得ると思います。その意味では、臨床研修が終了した時に発行される「臨床研修認定書」は、わずかとはいえ一歩前進したものだと思います。

――評価システムは私も設けたほうがいいと思います。ただし、ペーパーテストだけを行うことには反対です。アメリカの医学部入試のように、テストを受ける人に対して准教授・講師クラスの先生が1人、48時間一緒に生活して点数をつけるべきです。そういった工夫に、日本では面倒臭がって取り組もうとしていません。

基本はベッドサイドトレーニング

——自治医大の教育

——自治医大では、総合医養成のために教室員に、どのように教えていらっしゃるのでしょうか？　また、どんなことを望まれていますか？

黒木　「まずはベッドサイドへ」を1つのキーワードとしています。ベッドサイドに行かないことには始まりません。よく他の医師から心電図だけを持ってきて「見てください」という相談を受けますが、「心電図だけではわからないから患者さんのところまで行きます」と言っています。やはり医師としては、患者さんのそばに行き五感を駆使して診療することが基本です。そして、その診療が正しいかどうか機械を用いて客観的に検証することも教えています。たとえば、昔は自分の聴診が正しいかどうかはわかりませんでしたが、今は技術が進んだため、たとえば心エコーを活用すれば証明できます。

ほかにも、患者さんの了承を得たうえで治療の経過を録画し、それを教材にすることもあります。後で見直すことで「これは正しい所見だった」など、新しい発見ができます。私自身、新たな発見をして、患者さんや後輩のために役立てることが楽しみになっています。

――昭和40年頃にアメリカで始まったベッドサイドトレーニングは、非常に重要だと思います。患者さんが今の医師に対して不満に思うことは「ものを言ってくれない」こと。機械による結果だけを伝えられ、医師にかかった満足感がないのです。今後どれだけコンピューターが発達しても、私は医療においては医師と患者の人間関係が最後まであると思っています。臨床検査の結果などはもちろん、人間関係も見ることができないと、治療は結局うまくいかないでしょう。国民にわかりやすく説明するといった訓練をどうやってやるかが、今の医学教育にはありません。

災害時に求められる〝万能型〟
――総合医の必要性

――たとえば、海外に協力隊として出ていく医師を見ても、専門性はなくオールラウンドプレーヤーが多い。東日本大震災では、特に発生時は総合医が相当大きな活躍をするのではと、新聞を見ながら想像していますが、あまりそういった報道は目にしません。総合医を浸透させるためには、「もっと総合医が必要」と、世間に認識させる必要があると実感しました。

黒木　誤解を恐れずに言えば、専門医は機械や器具などがないと何もできません。五感を駆使して診療できるのが強みである総合医は、災害対応という観点からも必要ですね。

――せっかく自治医大におられるわけですから、オールラウンドプレーヤーをできるだけたくさん養成していただきたい。数多く世に出れば、それが医師のスタンダードとして世間も認識するでしょう。

「いつか自治医大の卒業生というだけで患者さんが来る時代が来る」と言う人もいるくらい、周囲の評価は高い。私も、へき地に行ってとにかく一人で診療して、大ベテランの医師になっている自治医大の卒業生をたくさん知っています。総合医を輩出するために、これからも黒木先生にがんばってほしいと思います。

（初出　ＭＭＰＧ医療情報レポートＶＯＬ．１０４）

第5章　総合医を語る～水野 肇インタビュー～

P R O F I L E

黒《くろ》木《き》 茂《しげ》広《ひろ》

自治医科大学　医学部　准教授
地域医療学センター・総合診療部門部門長
1981年、自治医科大学医学部卒業。鹿児島県保健衛生部勤務。奄美大島、種子島、トカラ列島の離島中心に医療。99年、自治医科大学地域医療学センター総合診療部所属。2009年、総合診療部門長。日本プライマリ・ケア学会、日本内科学会、日本循環器学会、日本心臓病学会に所属。

第6章　海外の参考事例

先進国の医療制度は、日本から見ると、非常に参考になることが多い。しかし、それをそのまま導入しても、まず日本でうまく定着する可能性は少ない。なんとなく、ちぐはぐな感じを与えて、うまく溶け込まない。人間の骨格を部分的につないだような感じを与えるだけでなく、全体のバランスを失なうということになり勝ちである。外国から輸入してうまくいくのは、技術はすんなりと溶け込んでいくのだが、制度はうまくいかない。これは、制度というものが文化そのものであるためではないかと思う。日本の医療を見ても、外国の制度が、溶け込んだかどうかは別として、とにかく定着したのは、明治7年に日本の医療・医学はすべてドイツから輸入したことと、昭和20年の敗戦のさいに日本を占領したサムスの改革ぐらいしかない。どちらも、革命とか敗戦という背景があったので、浸透せざるを得なかったというのが正しい見方なのではないか。これは想像だけれども、明治7年に太宰官布告によって、それまでの「漢方」が全面的に否定されて、ドイツ医学が出現したときには、医師も国民も戸惑ったのにちがいない。しかし、そのドイツ医学は、終戦までの約4分の3世紀にわたって日本に君臨したわけで、いまでも残っている〝医学部の封建性〟のようなものは、ドイツ医学を強く反映しているものである。こういった例外的ともいえることはあるが、多くのことは導入しても定着するまでには長い時間のかかるものである。今日、世界中の国で「病院」というものを導入していない国はほとんどないと思うが、ヨーロッパの病院の歴史を見ると、病院の前身である「ホスピス」というのは中世の十字軍の遠征に、その元を辿ることができる。十字軍として遠征した兵士たちの中には戦死した人が多数いたが、これらの兵士が傷ついたり疲労困憊して最後に収容されるのが「ホスピス」である。これは十字軍遠征の途中に多数つくられ、実際は医療などが行なわれたのではなく、最後の看取りともいうべき看護や介護が行なわれていたにちがいない。これがヨーロッパの先進国の都市の中にもできて、そこには医師が住み込んで患者を看るという形ができた(この住み込みの医師をインターンと呼んだ)。これが病院のスタートでのちに解剖学から病理学が生まれ、内科的な診断の正否を死後に判明するというカギをにぎる病理医が常駐するようになり、徐々に、いまでいう病院の体裁を整えるようになり、今日の病院の発展につながったという歴史がある。

それが日本のように、いきなり、その完成された形の病院が突然〝輸入〟されて、人々は戸惑ったにちがいない。第一、日本では明治時代には、病院というのは大学病院以外にはなかなか登場しなかった。こういった病院の歴史を持っている国と、日本のような〝輸入国〟では、まったく考え方がちがう。日本では病院は〝文明の利器〟で国民は利用することしか考えないが、ヨーロッパでは、病院は大学病院でも「住民たちの財産」という考え方がある。東京の文京区民の中で、東大病院を「自分たちの財産」と考えている人はまずいないだろう。「病院」ひとつを取り上げても、彼我の差は大きい。

日本には、スウェーデンの〝ファン〟は多い。れっきとした社会保障学者の中にも、ほとんど無批判にスウェーデンの社会福祉を謳歌して、日本への導入を叫んでいる人も結構おられるようだが、スウェーデンの社会保障は、決して、誰かの思い付きで始まったようなものではない。たとえば、あまり人はいわないが、スウェーデンでは政府や役人に対して国民の間には大きな信頼がある。日本とは比較にならない。この一点だけ取り上げても日本とは基礎がちがうし、第一に歴史がちがう。よく考えてみると、日本にスウェーデンの医療を導入することはできないし、無理をして導入しても失敗するのは火を見るより明らかである。日本は、日本独自のものを国民と一緒に考える以外に方法はないのである。

先進国の医療は大いに勉強すべきである。それをそのまま日本に当てはめようと考えるのではなく、十分に消化吸収したうえで、そのエキスは日本ではどう利用することができるのかを考えねばならない。それが非常に重要なことだと思う。私たちが行なった研究会でも、何回か海外視察もした。以下は、そのレポートをまとめたものだが、ほんの入り口をのぞいたものにしかすぎないが、そこからエキスをつかみ取っていただくために、掲載した。決して、どこかの国の制度を日本に当てはめようなどとは考えていない。そういった感覚でこのレポートを読んでいただければさいわいである。（水野）

1．GPを中心とするイギリスの事例

今後、わが国で総合医の体制を整備していくには、既に総合医が数多く活躍しており、かつ、総合医に関する制度を構築してきている諸外国の事例を参考にすることは有益であると考えられる。

国民健康保険中央会の水野研究会では、そうした諸外国の事例について、断続的に訪問ヒアリング調査を実施しているので、それらの調査で得られた知見を中心にして、ここで、いくつかの国の状況について、紹介したい。

まず、イギリスの状況を紹介する。イギリスでは、医療保障は国民保健サービス（National Health Service：ＮＨＳという略称で呼ばれることが多い）という仕組みとなっており、税財源により国民に必要な医療を保障する制度となっている。社会保険制度ではないという点がわが国とは大きく違う点であり、非常に簡単に言うと、イギリスでは原則として医療はほとんど無料で受けられるのである。イギリスの医療制度に詳しく、水野研究会の委

員として海外調査にも参加された関西大学の一圓光彌教授によると、イギリスがほとんど無料で受けられる医療を比較的低い費用で賄ってこられたのは、医療費の総額を国の予算で管理していて、医師や病院なども、あらかじめ大枠が定められた予算の枠内でサービスを提供する仕組みになっているからであると指摘している。

イギリスでは、国民がＮＨＳの枠組みで医療を受ける場合には、あらかじめ最初に受診する診療所を決めておくことになっている。日本のように、最初からどこの医療機関にかかってもよいということにはなっていない。イギリス政府にヒアリングしたところによれば、国民の99％は最初にかかる診療所を決めて、登録しているとのことであった。

総合医はＧＰ（General Practitioner）と呼ばれており、大半が診療所に勤務している。従って、病気になった場合に、多くの国民が最初にコンタクトをとる医師はＧＰということになる。ＧＰはプライマリケアに幅広く対応できる能力を持ち、結果として診察件数の9割はＧＰのところで対応が済み、その先の専門医療を受けるケースは少ないようである。専門医による医療が必要なケースについては、最初にかかったＧＰから適切な専門医を紹介してもらうことになる。

イギリスでは全国で8､000か所の診療所が存在しており、1つの診療所には平均3～4人のＧＰが所属している。1つの診療所に1人のＧＰという単独診療のケースもあるが、近年減少しており、何人かのＧＰがグループで診療する形が主流となっている。ＧＰといっても画一的な存在ではなく、やはり一人ひとり得意分野や強みも異なっているので、何人かで診療する形が増えているようである。

病院への紹介に関しては、特に規制はなく、ＧＰは自らの診断に基づいて自由に紹介できる。病院の専門医はその責任で専門的な診断をすることになり、もしＧＰの判断が正しくなかった場合には、専門医がその点を指摘して患者をＧＰに戻すことになる。ただし、関係者等へのヒアリング調査では、ＧＰが誤った紹介を行うケースは少なく、むしろ、病院に紹介するまでもなくＧＰのところで治療を済ませることができたかもしれない境界部分のケースが課題であるとのことであった。そうした境界部分の対応を含めて、ＧＰから専門医への紹介のガイドラインの作成をイギリス政府で検討中であり、専門領域によっては既にＧＰと専門医の協力でガイドラインが作成されている分野もある。

一般に、国民が最初にＧＰを受診した時の診察時間は概ね10分であり、それは状況に応じて長いケースもあるし短いケースもある。また、1回で済まない場合には、繰り返して受診することができる。関係者によれば、診察時間はもう少し長くする必要があるかもしれないとのことだった。イギリスでも、わが国ほどではないが高齢化が進んでおり、それに伴い複数の病気を抱える患者が増えるようになり、対応も複雑化しているようである。

〈GPの報酬――包括報酬・付加報酬・成果報酬〉

GPの報酬については、制度が何度か変わっているが、現時点では、大きくは包括報酬・付加的報酬・成果報酬の3つからなっている。平均するとGPの収入のうち半数以上は包括報酬であり、付加的報酬と成果報酬がそれぞれ10％強、残りがそれ以外の収入（直接的な投薬による収入など）となっている。

包括報酬は、登録患者の数に伴う人頭報酬となっており、GPの収入は基本的に登録患者の数に応じて差が出ることになるが、登録している住民の状況による影響が大きい（要するに、健康な住民が多く登録されていればGPの収益は大きくなるが、高齢者や病気がちの住民が多く登録されるとGPからすると収益が下がることになる）。

成果報酬については、GPの意欲を高め、技術水準の維持・向上を図るために設定されているものであり、簡単にいうと、診療内容に効果があると明確な証拠がある場合や患者から見たサービスの質などを評価して、成果報酬としてGPに付与されるものである。どのような項目をどのように評価するか、そしてどのように報酬額を設定するかについては、政府とGPの団体が毎年交渉して、詳細を決定されることになっている。当然、GPからすると、成果報酬が大きくなると、経営上効果が大きいので、大半のGPは成果報酬を獲得しようとサービスの改善に努めている。

〈GPの教育――長い教育期間〉

GPを含めて、イギリスにおける医師育成システムを概観してみると、以下のようになる。

まず、医師になりたいと思う学生は高校を卒業して、大学の医学部に入学することになる。医学部の修学期間は5年が原則であり、教育の費用は最初の3年間は教育省が、後の2〜3年間は保健省が負担している。イギリスでは医師の育成は公的に行われているといってよい状況である。大学の医学部において無事卒業試験に合格すると仮医師免許が与えられ、1年間の初期研修を受ける。それを修了すると正式な医師免許が与えられ、さらに1年間の研修を経て、ここでGPのコースと専門医のコースが分かれることになる。GPを志望すると3年間の家庭医研修があり、それを修了してはじめてGPとして活動することができるようになる。3年間の家庭医研修は病院と診療所でそれぞれ1年半の期間で実施されることになっており、GPが学ぶべき事柄も増えている状況であることから、全体の期間も近い将来延長される見通しである。専門医を志望すると、6年間の専門研修があり、それを修了すると、専門医として活動することになる。

なお、イギリスでは、医学部の入学定員や研修段階での専門ごとの定員を国がコントロールしている。その前提として、15～20年先の医療需要を推計し、それに必要な医師数やＧＰと専門医の配分、専門ごとの必要数などを推計し、どの専門の医師をどれくらい教育するか推計している。なぜ15年先の需要に基づいて教育研修に反映させるかというと、１人の医師を育成するためには15年という長い期間がかかるためである。そうした需給予測を行うのは保健省の責任である。

イギリス政府によれば、現在のところ、専門医が供給過剰、ＧＰが不足という状況であり、今後さらにＧＰの育成を拡充することが計画されている。ただし、医学部の入学定員をそのままにしてＧＰの育成を増やすと、裏返しとして専門医が減ることになるため、常に将来的な需要予測を勘案しながらバランスを考えてコントロールしているとのことである。

〈ＧＰから病院へ紹介――それぞれの機能〉

イギリスでは、専門医は原則として病院に勤務している。病院では、ＧＰから紹介のあった患者に対して専門的な治療を行っている。従って、ＧＰは患者を適切な専門医に誘導するゲートキーパー（門番）の役割を果たしているのである。ＧＰは患者個人や家族の状況を継続的な関係の中でよく把握しているので、患者にとって最適な専門医を紹介することが可能となっている。そうしたGPの役割は専門医にとってもメリットがある。イギリスの専門医は、例えば脳外科の専門医は頭痛の患者を診察する必要はなく、専門医療に専念することが可能となり、多くの時間を手術（およびそうした実戦経験の増加によるスキルアップ）に充てることが可能となるのである。

2. 公的医療が保障されるデンマークの事例

デンマークの医療制度もイギリスと似ている。全てのデンマーク国民は公的医療が保障されている（16歳以上の住民は、以下に示す通り、グループ1になるか、グループ2になるかを選択する）。

○グループ1に属する個人とその子供

- 自宅から10キロ以内（コペンハーゲン地域は5キロ以内）で開業しているGP（一般開業医＝家庭医）に登録する。このGPから一般的な病気予防、診断、治療サービスを無料で提供してもらえる。
- 自分の登録するGPの紹介があった場合だけ、専門医や病院の治療を受けることができる（ただし耳鼻咽喉科や眼科の専門医には紹介がなくても診療を受けることができる)。

・6ヵ月ごとにGPを変えてもよい（変える人はほとんどいない）。

・ほぼ全ての国民がグループ1。

○グループ2の個人とその子供

・どのGPにかかってもよく、GPの紹介がなくても専門医にかかることができるが、病院治療以外のすべてのサービス料金の一部を支払わなければならない。

・グループ2を選択する人は人口のわずか1～2％にすぎない。追加費用がかかることと、一般に紹介制度が充実していることがその一因となっている。

医療サービスの供給には県が責任を持っており、GPの医療サービスの詳細については、3年に1回、県連合会と医師会（家庭医医師会）が協議して協約を定める。

〈GPの役割と報酬等〉

GPは、前述の協約に基づいて働いている。平日は1日8時間開業し、365日、24時間の対応が求められる。時間外については、地域の複数のGPがローテーションを組んで対応する。必要に応じて看護師、事務員、検査技師などを雇う。GPは全国に約3、

600人（人口千人あたり0・7人）いる。県内におけるGPの配置と数は、県が決定する。

GPは必要に応じて、患者を病院、専門医、他の専門的な職種に紹介するが、そのようなケースはおおむね1割であり、9割の案件についてはGPのところで対応できる。

GPの収入は登録患者数によって決まるベーシックフィーと提供されたサービスに対する報酬で構成される（報酬は、前述の協約に基づく）。GPの収入の4分の1はベーシックフィーであり、4分の3はサービス報酬である。GPの平均的な年間収入は88万クローネ（2004年の数値。課税前、診療所スタッフへの支払いや家賃支払いの後の数値）。

〈デンマークにおける医療制度の特徴〉

デンマークにおける医療制度の特徴を簡単にまとめると次の通りである。

●全ての住民に対して、原則無料で、医療を税財源で提供する仕組みである。

●公的部門の関与度が大きい。

- GPの活動については、県連合会と医師会（家庭医医師会）の協約によって決められている。
- 県内におけるGPの数と配置は県が決める。

●GPがゲートキーパー機能を果たしている。
✓GPに来る患者の9割はGPで解決する。1割については、病院や他の専門医に紹介する。どこに紹介するかはGPの判断。
✓GPになるためには、長い修業が必要であり、様々な技術を習得する（医学部卒業後10年前後かかる、とのこと）。
●医療制度に対する国民の満足度は非常に高い。
✓調査では、デンマーク国民の4人に3人は、医療制度に満足している。

〈デンマークにおけるGPの仕事ぶり〉

実際にコペンハーゲンで診療所を開業しているFlemming Skovsgaard先生への取材に基づいて、デンマークにおけるGPの仕事ぶりを紹介したい。

GPになるための研修期間は10年前後かかるのが通例である。6ヵ月×4回は、GPの現場などで研修を行う。2回は同じGPのところに行き、残りは違うところに行くことになっている。内科も小児科も研修する。その研修期間を経て、開業できる。

10年前後という研修期間はあくまでもおおよその期間であり、Skovsgaard先生は、12年かけてGPになったそうである。19歳で大学に入学して医学の勉強して、26歳で大学医学部を卒業して医師資格を取り、12年間GPになるための研修を行って、ようやくGPとして活動できることになった。

Skovsgaard先生はコペンハーゲンで2001年から開業している。この地域は下町であり中心部ではない。工場が多く、芸術家も多く住んでいる。近くに大学があるので、学生も多い。外国人も多く、診療所の患者の30~40%は外国からの移民である。

Skovsgaard先生の診療所は、マンションの一角である。電話で相談があることが多く、電話だけで解決しない場合には診療所に来てもらうことになっている。ドアのところにカード読み取り機があり、受診する患者はカードを読み取り機に通す。すると、コンピュータにつながっていて、予約が入る。Skovsgaard先生にも誰が来たか分かる仕組みである。患者は8~9時に集中する。その1時間に10人くらい来る。

コペンハーゲン市では、通常、GPは検査は行わない。CRTや血液検査などは市が行っている。検査結果は、毎日12時に検査センターから持ってきてくれることになっており、多くのGPは市の検査を利用している。

原則としてGPは自営業なので、いろいろなことを自分で行っている。

診療所には秘書がおり、医療秘書の資格をもっている。医療秘書は医療行為では血圧を測ることはできる（医療秘書教育に血圧測定の研修がある）。医療行為以外のたいていのことは、ＧＰの責任において代わりに行ってくれる。

診療所の中には研修医の部屋もある。家庭医になるための研修を当診療所で行っている人が、使っている。

急いでいて時間を待てない患者は、研修医が診ることもある。そのシーンをビデオで撮っておいて、ＧＰが後から指導したりしている。

登録患者は、Skovsgaard 先生の診療所で４、０００人くらい。８００人が子ども（16歳以下）である。もっと登録が増えることは歓迎である。

この診療所には Skovsgaard 先生以外にもう１人のＧＰがおり、組んで診療所を行っている。

１日にこの診療所にやってくる外来患者は30人くらい。診察日はウィークデイ（月）～（金）である。

診療所にはレントゲンなどの検査機器がない。では、頭痛できた患者の診断はどうやって行うのか？　その点についてはSkovsgaard 先生はきっぱりと答えてくれた。

「ＧＰはゲートキーパー。目的としているのは、最も効率よく、ＧＰのレベルで解決すること。頭痛の人のうち、１００人に１人はＧＰでは解決できないケースだが、99人はＧＰで解決できる。神経科の検査が必要なケースもあるが、これまでの病歴や症状から判断する。紹介が必要と判断すれば、病院に紹介する。判断は全てGPが行っています」

しかし、患者が、「やはり検査してほしい」ということはないのだろうか。この点についてもSkovsgaard先生ははっきりと回答した。

「なぜ検査が必要ないかを説明するのがGPの役割です。患者の中には、絶えずどこか悪いという人もいる。GPは、そういう人にきっちり対応することが必要である。GPになるためには5年間、住民のことを勉強する。内科・外科・精神科は必修であり、最低でも6ヵ月は研修する。婦人科と小児科も最低6ヵ月の研修が必修。興味があれば耳鼻咽喉科で研修したりする。だから、たいていのことはGPが対応できるのです」

デンマークのGPは簡単な手術も行うことが多い。Skovsgaard先生も最初の頃はかなり手術も行ったそうだが、今は時間がないのであまり行っていないとのこと。怪我の処置、足の巻き爪の処置などは行っている。

GPが責任をもって病院などを紹介している。GPのゲートキーパー機能には病院への紹介だけではなく、専門医や理学療法士などへの紹介も含まれている。

勤務条件は、県との契約によって決まっている。長い休暇も取れないことはない。24時間、365日診るという契約になっているので、地域のGPでローテーションを行っている。ただし、住民からすると、普通の時間帯で自分のGPに診てもらう方がよい。地方の場合は、月に5回の夜勤がある。コペンハーゲン市では10年前に医師のネットワークを作った。夜勤をすると、出来高払いの中で、割高の報酬がもらえる。

代診してくれる医師が見つかると休むことができる。この近くには10人の医師がおり、代診してもらうこともある。

以上が、Skovsgaard先生、すなわちデンマークにおける一般的なGPの姿である。GPが高い専門性と幅広い対応能力を持っていること、その前提として、GPになるまでに長い期間にわたる教育・研修を潜り抜けていることが、お分かりいただけたのではないだろうか。

3．社会保険方式をとるフランスの事例

最後にフランスの事例を紹介したい。フランスの医療制度はもともとイギリスやデンマークとは、かなり異なっており、わが国と似ている部分が多い。まず、フランスの医療

制度は社会保険方式を基盤としている。そして、国民皆保険の原則の下、患者は医師および医療機関選択の自由が与えられており、医師は出来高払いによる診療報酬と自由開業制による医療活動の自由が認められている。

フランスでは、開業している医師は約11万人いるが、そのうち約6万人が一般医（イギリスやデンマークのGP、いわゆる総合医に該当する）であり、約5万人は専門医である。開業専門医の存在はイギリスやデンマークにはないものである。その他に病院に勤務する専門医も約11万人いる。

開業する専門医が多いことは、かねてよりわが国と同じように、重複受診が多い、むやみに専門医を受診するケースが多い、といった問題点を生み出していた。そうした弊害を少しでも取り除くために、フランスでも2005年から「かかりつけ医制度」が導入された。

16歳以上の国民は1人のかかりつけ医をあらかじめ選んでおき、最初に受診するのはこのかかりつけ医ということになる。ただし、かかりつけ医として登録できるのは、医師であればだれでもよく、一般医だけでなく、開業している専門医や病院の専門医でもよいこととなっている。実際には、国民の大半は一般医をかかりつけ医として選んでいる。

選ばれたかかりつけ医の役割としては、大きくは以下の5つが想定されている。

●初期診療を行う。
●必要に応じて適切な専門医を紹介するゲートキーパー（門番）としての役割を担う。
●救急患者の状況を判断して適切な処置を行う。
●長期疾患の患者について適切な対応方針を定め、指導する。
●登録された住民の個人医療ファイルを作成し、その情報を管理するインフォメーションキーパーとしての役割。

最近では、疾病予防も行うことが期待されているようである。人頭報酬的に登録された住民の数に応じて報酬が配分されるイギリスやデンマークの制度と違い、登録されたことによる報酬はなく、原則はあくまでも出来高払いである。

なお、かかりつけ医を通さずに専門医を受診することもできるが、その場合には患者の自己負担が大きくなったり、登録されたかかりつけ医の紹介により診察を行う専門医には直接診察する専門医より5ユーロ多い報酬が支払われるなど、かかりつけ医の受診を誘導する方策が導入されている。

フランス政府にヒアリングしたところによると、この制度が導入されてから、投薬や検査の重複が抑制されるようになったこともあり、制度導入から3年間で10億ユーロほどの医療費節約につながったとのことである（為替レートにもよるが、日本円にして、概ね1、400億円程度であろうか）。この制度の良い点として、上から予算で縛って無理やり医療費を抑えつけたのではなく、医療の改善を伴いながら、患者の自由な選択を損なわずに医療費を改善できたことがあげられる。

なお、フランス政府の担当官は、かかりつけ医の役割としてゲートキーパーよりも、患者の情報を集約的に管理するインフォメーションキーパーとしての役割が強いことを強調していた。

〈一般医の教育〉

フランスにおける、一般医を含めた医師の教育システムは、他の国と大きな違いはないが、各段階での競争の激しさは特筆すべきものがある。医師になろうと思った学生は大学の医学部に入学することになるが、1年生の段階では4万人を超える学生が存在している。それが2年生に進級する段階で7、000人になるのである。つまり、3万人を超える1年生は2年生に進めずに脱落していく過酷な制度である。そうして2年生になっても、3年生に上がる段階、さらには医学部を卒業して専門研修に進む際に厳しい選抜試験があり、進むコースが成績によって振り分けられていく。残念ながら、一般医を志望する学生は多くなく、成績優秀者の多くは専門医を志望する状況である。ただし、近年では、成績優秀者で一般医を目指す学生も現れてきており、今後の動向が注目される。専門研修の期間は一般医は3年間、専門医は4〜6年間となっており、その研修を経て一般医もしくは専門医として活動することができる。

パリの住宅街で診療所を開業する一般医、Dides先生を取材させて頂いたところ、ざっと以下のような感じである。

●診療所はマンションの一角にある。
●1日25人程度を診察している。若干名往診もしている。
●診察時間は午前9時半から午後8時半ごろまで。この勤務時間は特に長いわけではなく、パリの一般医としては平均的である。
●大学では小児科を勉強し、小児科を得意分野としている（患者の30〜35％が子どもである）。
●都会では特定の得意分野を持っている一般医が多く、地方部には少ない。
●大学で一般医の勉強をして一般医の資格を得た後、仕事をしながら小児科を勉強し、大学から認定を受けている。ただし、大学の認定はオフィシャルな資格ではない。

●診療を始めて30年近くになる。ずっとパリで診療している。

●この診療所は1人で行っている。看護師も受付もいない。ただし、フランスではグループ診療が増えている。特に地方でその傾向が強く、政府もグループ診療を推奨している。

●診療室はイギリスのGPの診療所とは異なり、問診の後で診察するベッドのある部屋も備えられている。

参考資料1／わが国の総合医に関する実態調査結果――わが国の総合医156人のアンケート結果・ヒアリング結果の概要

1．実態調査の概要

国民健康保険中央会では、平成19年度に「地域住民が期待するかかりつけ医師像に関する研究会」（水野肇委員長）を設置して、わが国における地域住民が求める総合医の具体像を明らかにするために、地域医療に積極的に取り組んでいる医師を対象に、アンケート調査と訪問ヒアリング調査を実施した。調査の概要は以下の通りである。

〈アンケート調査の概要〉
アンケート調査は研究会委員からの推薦、ならびに、関連する団体（国民健康保険診療施設協議会、日本プライマリ・ケア学会、日本総合診療医学会、日本臨床内科医会）の推薦に基づいて、選定した医師266人を対象として実施して156人から回答を得た。地域分布を見ると、人口10万人以上の市が74票、人口10万人未満の市が33票、町が34票、村が7票、島嶼部が8票。勤務先の種類は、有床診療所が29票、無床診療所が１０４票、病院が21票。

〈地域住民が期待するかかりつけ医師像に関するヒアリングの概要〉

対象：地域住民が期待するかかりつけ医師像に関するアンケートの回収票から研究会が選定した医師17人。地域的な偏りが少なくなるよう配慮した。

方法：聴き取りヒアリング調査

対象者は以下の通り。
北海道・更別村　更別村国民健康保険診療所　山田　康介所長
宮城県・七ヶ宿町　七ヶ宿国民健康保険診療所　長島　高宏所長
福島県・福島市　鈴木医院　鈴木　信行院長
茨城県・つくば市　飯村医院　飯村　康夫院長

参考資料1

国民健康保険中央会が行った調査の結果、わが国における総合医の姿が明らかになった

栃木県・宇都宮市　ひばりクリニック　高橋　昭彦院長
東京都・江東区　亀戸大島クリニック　飯島　治院長
東京都・日野市　小松医院　小松　真院長
神奈川県・伊勢原市　坂間医院　坂間　晃院長
石川県・白山市　吉野谷診療所　橋本　宏樹所長
福井県・おおい町　おおい町国保名田庄診療所　中村　伸一所長
岐阜県・揖斐川町　山びこの郷　吉村　学センター長
滋賀県・米原市　ケアセンターいぶき　畑野　秀樹センター長
兵庫県・宝塚市　いまい内科クリニック　今井　信行院長
山口県・柳井市　最所クリニック　最所　賢一郎院長
鹿児島県・薩摩川内市　手打診療所　瀬戸上　健二郎所長
鹿児島県・与論町　パナウル診療所　古川　誠二理事長
沖縄県・北中城村　ファミリークリニックきたなかぐすく　涌波　満院長

ので、以下に紹介することとする。

2. 勤務している医療機関

わが国の総合医が勤務している医療機関について、アンケート結果を見ると、「無床の診療所」に勤務している医師が7割弱を占めて圧倒的に多い。次いで、「有床の診療所」(2割弱)、「病院」(1割強)となっている。この傾向は地域によって若干異なっており、人口10万人以上の市では「無床の診療所」の割合が相対的に高く、人口10万未満の市や町村では「有床の診療所」や「病院」の割合が相対的に高い。

勤務している医療機関の診療科目について、該当する科目名を見ると、ほぼ全ての医療機関が「一般内科」を標榜している。アンケート回答医師の専門性は多様であるが、ヒアリングによれば、大学や大病院で学んだ技術を振り回さずに、全人的に診ることが重要であると指摘されており、また、専門性にこだわらずに柔軟に思考する力が必要であるとの意見も多く出されている。

3. 大学・大病院での専攻

大学・大病院で専攻した診療科目について、アンケート結果を見ると、「内科系」とする医師が6割を占めており、2割が「外科系」と回答している。「その他」とする回答も1割存在する。なお、「その他」の具体的な内容は、「基礎系医科学」「小児科」「地域医療」「放射線科」「麻酔科」などとなっている。

地域的な傾向を見ると、「内科系」とする回答は、村＜町＜人口10万未満の市＜人口10万以上の市、という順番で高くなる。

ヒアリングによれば、総合医的な役割を果たす上で、何かある分野における強みを持っていることが重要であるとの指摘もなされている。

「総合医的な役割だけでなく、サブスペシャリティーとして、内視鏡・外科・整形外科・循環器内科・呼吸器内科などの技術を持っていることも、地域においては役立つことが多い。自分の場合は、「総合医＋内視鏡医・外科医」であり、内視鏡に関しては、年間で上部（胃カメラ）約400件、下部（全大腸内視鏡）60件程度の数をこなしている。無床診療所ではあるが、これまでに早期胃癌1例、大腸癌2例の内視鏡治療を外来で行った。また、医師2名体制であった時期（平成11〜16年度）には、自分でみつけた癌患者の手術を、近くの病院で執刀していた」

「一般的な診療ができて、かつ、専門分野で強みを持っていれば、なおよい」

（ヒアリング先の医師談）

また、ヒアリングした医師に共通しているのは、現在の専門性について地域そのものであると捉える意識が強いことである。具体的に、そのような指摘をする意見もあった。

「この地域の主治医でありたい。この地域の専門医でありたいと思う。この地域にいる以上は、この地域の住民を元気にしたいと思っている。また、地域の人に愛されるような施設づくりとして、各地の老人会やサロンなどの集まりに呼んで頂いて、健康教室を開かせてもらうなど、草の根の活動を大切にしたいと思う」

「自分自身、専門はこの地域であると思っている。自分自身がこの地域で医師として一人前に育てて頂いたという思いが強い。若い頃は旧村内の3、000人を面倒見ていると思っていたが、実は地域に育てられてきたと実感している」

（ヒアリング先の医師談）

4. 医師になろうと思った時、どのような医師になろうと思ったか

医師になろうと思った時にどのような医師になろうと思ったか、という点について、アンケート結果を見ると、「総合的な開業医」という回答が4割で最も多く、次いで、「病院の勤務医」が3割、「その他」が2割、「大学等における研究者」が1割などとなっている。

アンケート結果を見る限りでは、現在、総合医として活動している医師であっても、医師になろうと思った時から総合医を目指していたケースは少ないようである。

その点は、ヒアリングにおいても同じ状況であり、以下のような回答が寄せられている。

「自分は広島の原爆の惨状を見て、医師を志すようになった。徳島医科大学を卒業して10年くらいは生化学の研究を行っていた。国立医療センターの内科にも勤務した。開業する予定はなかったが、東京で現在の土地を手に入れて、診療所を開くことになった」

「医師になろうと思ったのは、収入がよさそうだったから。もちろん、世の中に役立つ仕事をしたいという思いもあった。大学の医学教育では、診療所の医師になるための教育はなかった。偶然、日鋼記念病院で家庭医療の研修がスタートするというポスターを見て、その研修を受けようと思った」

「京都大学工学部を卒業して、一度サラリーマンになってから30歳で医学部に入り直して医師になった。自分は専門医には向かないと考えて、医師になった時から地域医療を目指した。この診療所に赴任した時まで国診協（社団法人全国国民健康保険診療施設協議会）を知らなかったが、国診協の活動を知り、『自分のやりたいことはこれだ』と思った」

（ヒアリング先の医師談）

5. 現在の勤務先に勤務するようになった経緯

現在の勤務先に勤務するようになった経緯について、アンケート結果を見ると、「自身の意志」とする回答が7割を占めているが、「現在の勤務先や自治体等からの要請」とする回答も1割強存在している。

地域的な傾向を見ると、「自身の意志」とする回答は、村＜町＜人口10万未満の市＜人口10万以上の市、という順番で高くなる。反対に、「現在の勤務先や自治体等からの要請」とする回答は、人口10万以上の市＜人口10万未満の市＜町＜村、という順番で高くなる。このことは、総合医として活動する医師であっても、町村部を自らの意志で選ぶケースは相対的に少なく、町村部では総合医の確保が困難を伴うことが推測される。ヒアリングにおいても、町村部に勤務する総合医などから、大学における医学教育において医療の現場を見る機会を増やしてほしいという意見が出されている。

「若いうちから、現場を見てほしい」

「(大学における教育においても)『地域医療』の科目を必須とし、地域に出かけるカリキュラムを立てる必要がある。卒前でも診療所・開業医の所に出すことが必要である」

「早期に地域医療(都市部の開業医・へき地医療など)を体験する教育が必要であろう。大学病院以外のプライマリ・ケアを早い段階で体験するとよい」(ヒアリング先の医師談)

6. 典型的な1日の活動

ヒアリング先の医師について、典型的な1日の活動状況をみると、概ね、午前中に外来診療を行い、午後は訪問診療や往診を行いながら、夜遅くまで自己研修や事務処理を行うというパターンが多いようである。

参考資料1

〈吉村学先生*の1日の活動状況〉

概ねの時間	活動概要 （※診療、往診・訪問診療、事務、地域活動などの大まかな時間割）
8：00～	学生教育、研修医教育 胃カメラ検査、8：30～外来診療開始
9：00～	外来診療
10：00～	
11：00～	
12：00～	昼食
13：00～	往診又は住民検診
14：00～	老健回診、介護
15：00～	
16：00～	午後外来
17：00～	
18：00～	診療後の振り返り、学生／研修医教育
19：00～	
20：00～	
21：00以降	待機

*吉村学先生：岐阜県揖斐川町山びこの郷センター長

7. 総合医の姿

現在、わが国で総合医的な活動を行っている医師は、あるべき総合医像をどのように描いているのだろうか。ヒアリングした医師や患者から出された意見をまとめると、以下のような姿が浮かんでくる（以下のカコミの中がヒアリングによる意見。ただしカコミ中、破線の後は、患者ヒアリングによる意見）。

❶日常的な疾患（コモン・ディジーズ）に対応し、プライマリ・ケアを実践している

①地域でよく見られる疾患に対応する能力を持っている

「プライマリ・ケア医として、患者さんの病気を診断できる知識と技術が必要。専門外は診られないという医師はダメ。オール・ラウンドにこなせないと難しい」

「基本的な診察ができればよいが、簡単な縫合、切開は行えるようにする」

「地域でよくみられる疾患コモンディジーズやコモンプロブレムに対応する能力が必要である。これは地域や外来診療でよくみられる疾患や問題について対処する能力。具体的にはよくみられる愁訴や疾患の学習経験、例えば咳、のどいた、発熱、膝の痛み、かぜ、高血圧、糖尿病、喘息、腰痛症、うつ病、心不全などである」

「自分は元は内科であったが、外科は●●の外科病院で勉強した。産科については友人に頼んで、帝王切開の経験を積むなどして技術を習得した（このようにすれば、総合診療能力は身につく）」

②地域において、総合医としてプライマリ・ケアの活動を実践している

「プライマリ・ケアに尽きる」

「これくらいは現場で診てほしいと思われるものに対応すること。分野に偏りなく、赤ん坊から高齢者まで診られること」

③専門分野にこだわらず対応している

「大学や大病院で学んだ技術を振り回さず、全人的に診ることが必要」

「柔軟な思考力は絶対に必要であり、石頭（＝医師アタマ？）はかかりつけ医に向かない」

「先生は、『今日は誕生日ですね』とか『明日はお父さんの命日ですね』といった、心に響く会話が上手。自分（医師）にしか分からない患者のことを、会話に入れ込んでいくと、親しみがわくのではないか」

「医療以外のことを気軽に話すことのできる先生がよい。例えば、オランダで暮らしていた女の子が母親が死亡して、日本に帰ってきたケース。母親の死亡をきっかけに精神が不安定になってしまったが、近くの開業医をかかりつけにするようになって、先生から『好きな子はできたか？』とか『学校は楽しい？』などと声をかけてもらっているうちに、状況が良くなった。この女の子は修学旅行のお土産を、かかりつけ医に買ってきた。これが、かかりつけ医と患者の理想的な関係ではないか」

「かかりつけ医と患者の人間的なつながりは重要」

④患者のこころの問題に対応している

「（患者さんの）全身管理を行う中で、患者さんとメンタルな面で関わることが多くなった。当時は、メンタルな部分については精神科の医師を紹介して終わりという形が多かったが、それではいけないと思うようになった。そのきっかけは、自分が手術した患者が、ある晩うめきながら寝ていて、家族が体をさすっている姿を見た時に、自分の居場所がない（何もしてあげられない）と感じたから。その時は本当に、患者さんや家族とどのように関わればよいか分からず、何もできなかった」

⑤初期救急に対応している

「自分は救急センターに2年いて、非常に勉強になった。救急対応も必要なのではないかと思う」

⑥終末期の看取りにも取り組んでいる医師が多い

「プライマリ・ケアとターミナルケアは必須と思う」

⑦①〜⑥に加えて、医師の専門分野を生かしている

「総合医的な役割だけでなく、サブスペシャリティーとして、内視鏡・外科・整形外科・循環器内科・呼吸器内科などの技術を持っていることも、地域においては役立つことが多い。

自分の場合は、「総合医＋内視鏡医・外科医」であり、内視鏡に関しては、年間で上部（胃カメラ）約400件、下部（全大腸内視鏡）60件程度の数をこなしている。無床診療所ではあるが、これまでに早期胃癌1例、大腸癌2例の内視鏡治療を外来で行った。また、医師2名体制であった時期（平成11〜16年度）には、自分でみつけた癌患者の手術を、近くの病院で執刀していた」

「一般的な診療ができて、かつ、専門分野で強みを持っていれば、なおよい」

⑧コミュニケーション能力が高い

「チームワーク、情報の共有、連携する態度やノウハウがかかりつけ医には不可欠である。これは今後ますます大きくなる要素の一つであるといえる」

「コミュニケーション能力、技術については取得が必要。コミュニケーション能力は医療

を円滑に進めていく上で必須」

「コミュニケーションを大切にする。聞き上手であること」

⑨多岐にわたる職種とのチームワークや連携能力が高い

「チーム医療での他職種との連携においても『医師は常にリーダーとして他の連携するスタッフを引っ張らなければならない』と考えていると、必ず失敗する」

⑩原則として、医療設備は最低限でよい。レントゲン、心電図、エコーくらい。血液検査はラボが利用できればよい。

「レントゲン、心電図、エコーくらいでよい。血液検査はラボが利用できればよい」

「レントゲン、心電図、血液検査は必要と思う。内視鏡もあっても良いかもしれない（当診療所には内視鏡はない）」

「検査をする場合でも、患者の生活のために行うのであって、医師のために行うのではない、ということを忘れてはいけない」

「高額の機器を入れても、読影できないのでは無意味。病院の機器が活用できればそれでよい」

「高度なものはほとんどいらない。最低限のもの、すなわち、レントゲンと心電図でよい」

「周囲の医療資源の有効利用がむしろ大切。過剰な設備はかえって無駄かと思う。ちなみに我々の施設ではレントゲン、エコー、消化管内視鏡検査などはある。血液検査は外部業者委託である」

❷他の専門的な医療機関等を適切に紹介することができる

①ゲートキーパーとして機能している

「かかりつけ医は、ゲートキーパーとしての役割が大切。診すぎず、診なさすぎず」

「一般的な総合医は、周囲に専門医が存在するので、振り分ける機能がメインとなる」

②何でも自分で抱え込むのではなく、積極的に病院など他の医療機関、コメディカル、保

健・福祉サービスなどと連携している

「病院の情報を見きわめるのも、かかりつけ医の仕事。最初は全く情報がないので、紹介状の返事の内容を見ながら、情報を得ている」

「来てくれる患者はそれぞれが心配事を持っている。自分が直接関わることができる場合には対応するが、紹介する方が良い場合には紹介している。患者さんが行き場を失うようなことにはしない」

「何でもかんでも、当診療所で抱え込む必要はない。慢性疾患は当診療所で診るが、急性疾患は積極的に紹介している」

「(連携は)かかりつけ医の機能として最も重要な機能の一つである。自分の能力をきちんとわきまえること。謙虚になること。患者さんの意向をよく汲み取ること。紹介先に関する情報収集につとめること。病院や専門医との顔の見える関係、コミュニケーション作りにつとめることが重要」

「紹介してくれることは重要。紹介先の多くは、▲▲病院である。自分勝手に病院へ行く住民は少ないと思う。まずは先生にかかってから、病院を紹介してもらうケースがほとんど」

「小さな診療所なので、設備面では足りないところはあるかもしれないが、対応が難しい場合には、きちんと紹介してくれるので有難い」

「かかりつけ医は病気の仕分けをしてくれることが必要。適切な病院を紹介してくれることは必須条件」

③自分がどこまでできるか、どこまで対応するかをよく把握している

「自分の能力（診断および治療）の限界を常に考え、限界を超えているようだったら病院に紹介し、診断および治療をしてもらう。どこまでが自分の限界かを知っていることは大切」

「自分の能力を知っていて、自分にできることは自分で行い、できないことは専門の医師に紹介できること」

④地域的なネットワークを独自に構築して、患者に的確な情報提供を行っている

「ドクターとの個人的なつながりが有用なことも多い（同窓、医局のつながりなど）。自分

自身も独自のルートを持っている」

⑤病院等の専門医ともネットワークを構築している

「医師同士の面識があるかどうかで、連携の深さはかなり変わってくると思う」
「疾患により『どの医師』に紹介すればいいか知っていること（どの科というより、どの医師というところが重要かと思いますが）」
「安心して任せることのできる医師をリストアップできるようになってくる」

⑥へき地・離島（特に外海離島）では、協力・連携できる病院が近くにないことも多く、協力・連携に積極的に取り組むことが必須

「島の中でできないことは本土の病院へ送らざるを得ない。その場合、疾患により送り先はほぼ決まっている。問題になるのは心筋梗塞などのヘリ搬送だが、何時でも受け入れてくれる病院が複数あり、困ることはない。

眼科や産婦人科の専門医も定期的に来てくれる」

❸地域において疾病予防や健康相談を含めた健康づくりを行っている

① 医療によって住民の生活を支えるという姿勢

「自分が手術を行う予定だった患者の自宅をたまたま通りかかった時に、入院中の患者（その家族にとっては一家の大黒柱）の退院を心待ちにしている家族の姿を見て、「漫然と医療をしていたらダメだ。患者さんと家族の生活を守らなければいけない」と痛感した。自分の都合で手術の予定日を延ばしたりしていたことを非常に反省した」

「病院から診療所へ来ると『生活の中で医療が占める部分は小さい』ことが実感できる。普段の生活の中の医療は一部にすぎない」

「この地域の主治医でありたい。この地域の専門医でありたいと思う」

② 常に住民の健康に気配りし、住民からの相談に応じている

③ 疾病予防を重視している

「志は高くないと困る。患者と生活をともにしていこうという心意気が必要」

「▲▲町6,000人のかかりつけ医をしていると思っている。自分の気持ちの中での専門は▲▲である」

「一家全員の相談相手となることが重要であり、自分の経験では3年で名前と顔が一致し、5年で地域医療の面白さがわかってきた。14年経つと家族関係までわかっている」


「信頼の中心は、相談に乗ってくれること。先生・スタッフの方々が相談にのってくれるので、安心であり、心の拠り所となっている。気軽に相談に応じてくれる。もちろん、患者は自分だけではないので、手短かに要件だけ聞くように心がけている」

「相談に乗ってくれる先生がよい」

「病院の勤務医は忙しくて、質問しても答えてくれない。待っている患者も多いので、時間を使うと気をつかう。はっきりと『質問するな』と言う勤務医もいる」

「やはり、かかりつけ医に相談したい」

「患者の目線に立って『病気を診る』のではなく『病人を診る』ことを心がけている。保健、福祉との連携を密にし、疾病予防、介護予防を重視する」

「予防医学は大きな柱である」

④住民との間に信頼関係を築いている

「信頼関係の構築。そのために日々最善を尽くすことしかない。そして、島に学び、島を楽しむといった姿勢でありたいし、地域づくりにも貢献できたらと願っている」

「多数の住民は先生のことを慕っている。医師と患者が信頼関係を結べるようになることが重要。先生は診療所の医師というだけでなく、福祉のリーダーとしても住民の中に入ってきて頂いているので、住民からの信頼が厚い」

「診療所全体を信頼している。先生はもちろん、スタッフも信頼している」

「安心や信頼は、医療技術や医療設備を超えたところにある」

⑤医師と住民がお互いのことをよく知っている（隠し事をしない）

「住民が先生に合わせていくことも必要。お互いに信頼し合うことが重要。そのためには、お互いに腹を割って話し合うこと、隠し事をしないことが必要」

⑥病気を診る、患者を観る、地域を視る

「倍率の違う3つのレンズをたえず持ち歩いて診療をすることを心がけている。
400倍のレンズで、病気の原因等をみる。
40倍のレンズで、高齢者の体全体のことをみる。
4倍のレンズで、家族や地域全体をみる」

⑦医療によって地域に貢献しようとする姿勢

「多くの医師は、地域医療をやりたいと思っても、失敗するケースはある。地域よりも医療に比重が大きいと失敗するのではないかと思う。地域の方が比重が大きい。自分自身、専門はこの地域であると思っている」

⑧**地域住民も医師に対して温かい**

「地域が全体で、かかりつけ医を育てていくことが重要である」

「地域が医師に対して温かく接することも重要である」

「地域住民は人柄がよく協力的で、仕事をしていく上で非常にやりやすい」

❹患者や地域住民の生活状況をよく把握している

①人の話、患者の話をよく聞く

「話すことよりも聴くことが必要。自分も8割は聴いている感じ」

「人の話を聞く修練を積むこと、人の話を聞き出すコツを得ることが大事。人間関係が良くなれば話を引き出せる。患者に興味を持つことが大事」

「謙虚であることも重要な要素である。自分の不得意な領域を明らかにして、生涯を通じて自己研鑽を続けていく自己学習能力が不可欠である」

「人柄と表現すると、もう変更できないようなイメージがあるが、これもしっかりと成長する努力が求められている領域である」

「人柄については、周囲から情報をフィードバックしてもらいながら、努力して変えていくことはできる」


「患者の話を聞くことから、かかりつけ医の仕事は始まるのではないか。患者の話を聞いてくれない医師は、それだけで敬遠してしまう。患者の苦しみを聞いてくれる先生がよい」

「先生も話をしているようで、聞いている時間が長い。短時間で、かゆいところに手の届くように聞く必要がある」

「こちらの立場で話を聞いてくれる先生がよい」

②自分の意見を押し付けない

「患者さんの話をよく聞いて、こちらの考えを押し付けないこと。(医師は)教育者でなく、共同行動者」


「医師が『俺の言うことを聞け』と押し付けるのはよくない」

「パターナリズム（押し付け）を行う医師はいや。自分の意見を押し付けない先生ならよい。家庭のことに口出ししてくる先生もいや。頭ごなしに『質問するな』という先生もいや」

③ 地域に育ててもらっているという姿勢

「自分自身がこの地域で医師として一人前に育てていただいたという思いが強い。長く無医村で苦労した歴史があるからこそ、いい意味で医師を大切にしてくれる」

「若い頃は、この地域を自分一人で支えていると勘違いしていた。今になって、私自身がこの地域に支えられていることを知った」

「自分自身は必要なことを独自に学んできた。患者から教えられてきた」

④ 現場や患者から発想している

「患者の生活を見なければ医療はできないと思う。病院でも全人医療を行っているが、生活を断ち切った場面での話であり、やはり生活を把握する必要がある」

「医療機関や医療の視点だけから患者の問題を捉えるのではなく、日々の生活を営む生活者の視点に立って物事を考える力。具体的には以下の通りである。
□患者さんの生活の場に身をおいてみたことがある
□医療機関に来るまでのことが想像できる
□高齢者の生活の実際をみたことがある
□へき地の実際をみたことがある
□いろいろなことを想像できる
□世間話ができる
こうした点は、特に若い医師には欠落していると思う」

❺時間外・夜間の対応を積極的にしている

①時間外・夜間の対応を積極的に行っている

「24時間対応をしている。夜間は、看護師の電話に連絡が入り、看護師の対応で済んでしまうこともある。看護師だけで済まない場合には、自分の携帯が鳴り、自分が対応することになる」

「家族の不安が高じて連絡してくるケースが多いが、自分が対応しなければならないケースはほとんどない」

「対応可能なら、とりあえず診ることが大切である。当診療所の場合、夜間・休日でも診療所に電話をかければ、私の携帯電話に転送されるようになっている。医師個人の事情（体調不良・遠方に外出など）で診察できなくても、アドバイスや診療所看護師での対応で済む場合も少なくない」

「緊急対応が必要な患者については、事前に対応を予測しているし、できるようになる」

「開業医が昼間だけ診る、というのではいけない。24時間対応を全ての開業医がすべきとは言わないが、ある程度は夜も診療することが求められる」

「専門医を疲れさせないことも必要」

② 患者に緊急の連絡先を教えて、時間外・夜間の対応を行っている

「患者から、診療所に電話がかかってきた時に、時間外や休日の場合には、携帯電話の番号を流して、そちらに電話してもらうようにしている。その携帯電話は診療所看護師が出て、対応することになっている。自分が直接出ていく必要があるケースは、週1回ぐらい」

③看護師を活用している。看護師の対応のみで済んでしまうこともある

「24時間対応をしている。夜間は、看護師の電話に連絡が入り、看護師の対応で済んでしまうこともある」

「緊急時には、まず訪問看護ステーションの看護師が対応し、それでも難しい場合には、医師が対応することになる」

④患者・家族の安心感が向上し、連絡を控えてくれるようになる。地域住民が医師を大切にするようになる

「患者とは良い人間関係ができているので、気を遣ってあまりかかってこない（先生が仕

事を始めるであろう8時半以降にかかってくる、など）」

「平成14年度の時間外・夜間件数は年間1、100件くらいあった。平成15年度に頭部の手術をしたら、（そのことを住民にはお知らせしていなかったにもかかわらず）時間外・夜間件数が年間150件くらいに減少した。住民の間に「医師を守ろう」という意識が働いているのではないか。住民が医師のことに無関心ではない、ということは重要」

「1ケ月に1回程度は夜間に突然呼び出されるケースがあるが、当初に比べて非常に少なくなった。住民との間で信頼関係ができてくると、呼び出される回数も減少するようだ。住民の側でセーブしてくれるようになったと実感している」

❻往診や在宅医療に積極的に取り組んでいる

① 往診や在宅医療を積極的に行っている

「開業医は往診や在宅診療を行うことが必ず必要と考える」

「往診や在宅診療は必要。それを行うと、住民の意識も高まる」

「我々の主たる業務の一つである。当診療所は在宅支援診療所になっており、積極的に活動をしている。在宅でのターミナルケアも対応している。往診要請にも基本的にすべて対応している」

「（往診には）依頼があれば対応する。教育・研修の時から、依頼があれば断らないよう指導されてきた」

「往診自体は国民のニーズであるのだから継続した方がいい。高齢者が多い診療所などは、午前中は外来をやり、午後は往診をする、というモデルで進めれば、『診てもらえない』などの不満はでないのではないか」

「私たちが最も力を入れている部分かと思う。地域全体が病院と考えれば、ベッドは自宅であり、ナースコールは電話である。医師の回診が訪問診療となっている」

「進んで行うことが望ましい。その意味で、少し高めの診療費設定はインセンティブとして有効！しかし、高くし過ぎると、患者の自己負担が増えてしまう」

「島全体が診療所だとは言わないが、少なくとも、家庭の一部が診療所だと思っている。だから、いつでも往診してあげる。３６５日いつでもである」

「離島における医療では１００％必要である」

「在宅にも来てくれるのでとてもよい」

「病院の医師は往診に来てくれない。めまいがあった時に、先生に連絡したら、往診してくれて、▲▲病院を紹介してもらい、しかも先生が▲▲病院まで一緒に行ってくれた」

「ある晩、具合が悪くなって、診療所に電話したら、先生も奥さんも留守で、お子さんが出た。おそらく、お子さんから話が行ったと思うが、先生が帰られてから、すぐに往診に来てくれた。まさか、来てくれるとは思わなかったので、有り難かった」

「往診してくれるということは、自宅に来てくれるということであり、暮らしの姿、生活の場を見ながらケアしてくれるということ。それが、かかりつけ医に対する信頼の基盤である」

②在宅での生活や家族全体の健康を支えるという意識が強く、患者の生活場面を把握することを重視している

「在宅で患者の面倒を見ている家族のためにはレスパイトケアも必要であり、そのために検査入院を行ったりしている。家族を休ませてあげる機会をつくることは在宅医療を続けて

いくためのコツである」
「患者さんはもとより家族の不安をできるだけ除いてあげることで、在宅での医療ができるのではないかと思う」

③医師だけでなく、訪問看護・訪問介護などと連携して、チームで対応している

「訪問看護師・ケアマネジャー・ホームヘルパー・デイサービス職員などと情報を共有し、連携すればするほど、在宅ケアは楽になる。カンファレンスを行う手間や時間を大きくカバーするメリットがある」

「病院からの退院が早くなっているので、往診の度合いが高く（重く）なってきている。1週間に10人ちょっとの患者に往診している。訪問看護を上手に活用しながら在宅診療を行っている」

④多岐にわたる職種とのチームワークや連携能力が高い（医師が横柄な態度をとると、うまくいかない）

「医療も生活支援であり、医療職のみではできない。医療と福祉の協力が必要。介護保険のケアマネジャーよりももっと幅広く対応できる専門職が必要。そのためには、もっとMSW（医療ソーシャルワーカー）を増やして地域に配置できるようにしてほしい。現在は、MSWは病院の事務職として勤務しているケースがほとんどであり、その病院の退院支援しかしていないのが実情」
「医師だけではなく、訪問看護や訪問リハビリ、訪問介護などとも連携してサービスを提供している」

8．外来診療の状況

日々の診療活動について、外来診療の状況をアンケート結果から見ると、通常時間内の外来患者数は1日当たり平均52人であり、そのうち新規の患者数は5人である。また、通常時間外の外来患者数は1日当たり平均2人弱であり、そのうち新規の患者数は1人弱である。

患者数については、ヒアリングの中で左記のような声があった。

「現在の受け持ち患者数は約50人。60人以上は診ないことにしている。カルテ書き等の事務作業を含む全て自分一人でやっている。この体制の方が、受け持ち患者の容態をしっかり把握することができ、これが患者の安心感につながっている」

（ヒアリング先の医師談）

9．往診や訪問診療の実施

往診や在宅医療の実施状況について、アンケートの結果を見ると、「往診や訪問診療をしている」とする割合が9割を占めている。1週間で往診や訪問診療に行く患者の数は、平均すると11・3人である。そうした往診・訪問診療の活動にかける時間は1週間で平均9・5時間である。

ヒアリングにおいても、7の❻で示した通り、総合医の活動として、往診や在宅医療の必要性を指摘する意見が多く、実際にヒアリング先の医師は全て往診や在宅医療に取り組んでいる。在宅医療に取り組み始めたきっかけとして、左記のような声もあった。

「出身大学の先輩（整形外科）が、外来にかかりきりになることが多く、ひざが痛くて通院できない患者の往診を依頼された。その手伝いの中で、在宅医療の面白さを感じた。また、以前は大きな病院に勤めており、重度の患者ほど通院しなくなる傾向を感じていた（重度の患者は3～4時間も病院で待てない）」

（ヒアリング先の医師談）

往診や在宅医療の重要性は、総合医として活動する医師からだけでなく、患者側からも意見として出されており、例えば「往診してくれるということは、自宅に来てくれるということであり、暮らしの姿、生活の場を見ながらケアしてくれるということ。それが、総合医に対する信頼の基盤である」などの声があった。

往診や訪問診療の課題としては、「患者の状況を予見して、計画的に実施すること」を挙げる割合が6割を占めて最も高い。また、医師と一緒に活動する「コ・メディカルの確保」や「診療報酬上の措置」を挙げる割合も3割強存在する。

10. 24時間対応の実施

24時間対応の実施状況について、アンケートの結果を見ると、「24時間対応をしている」とする割合が75%を占めている。24時間対応を円滑に行うための工夫としては、「近隣の医療機関との連携」が5割を占めている。

ヒアリングにおいても、7の❺で示した通り、総合医の活動として、時間外や夜間対応の重要性を指摘する意見が多く、実際にヒアリング先の医師はほぼ全て24時間対応に取り組んでいる。365日24時間対応というと、確かに大変であるが、「緊急対応が必要な患者については、事前に対応を予測しているし、できるようになる」という意見や、「住民との間で信頼関係ができてくると、呼び出される回数も減少する。住民の側でセーブしてくれるようになったと実感している」という声もあり、負担を軽減する工夫はありそうである。

24時間対応の課題としては、「患者の状況を予見して、時間外のコールを減らすこと」を挙げる割合が4割を占めて最も高い。また、「診療報酬上の措置」や「(医師と一緒に活動する)コ・メディカルの確保」を挙げる割合も3割程度存在する。

11. 外部との協力・連携

現在、総合医として活動している医師は、地域において全くの孤立無援で活動しているわけではなく、様々な地域資源と適宜、協力・連携を行いながら活動している。現在の協力・連携先について、アンケート結果を見ると、「地域の病院」と協力・連携している割合が9割を占めて最も多く、次いで、「地域の在宅介護サービス」(7割)、「地域の診療所・開業医」や「地域の介護施設」が7割弱、「行政(保健師)」が6割などとなっている。

また、今後の協力・連携の推進にも積極的であり、今後協力・連携を深めたい相手先について、アンケート結果を見ると、「地域の病院」や「地域の診療所・開業医」「地域の在宅介護サービス」「行政（保健師）」「地域の介護施設」などとの協力・連携を志向する傾向が強い。

12. 必要な医療情報の入手

総合医の活動を推進するに当たっては、様々な医療情報を活用する必要がある。必要な医療情報の入手経路について、アンケート結果を見ると、「インターネット」（8割）をはじめとして、「書籍」（8割弱）、「学会誌」（7割）、「医師会誌」や「専門雑誌」（6割強）など、多様な媒体から医療情報を入手している状況が分かる。

特に僻地・離島で総合医の活動を行っているケースでは、インターネットを含むＩＴ技術の活用を指摘する意見が多く出されている。

「離島にいると医師会等の勉強会に参加することも難しい。日本のインターネットは、米国のE-Medicine等と比べると情報の質、量ともよくない。このような情報は国家レベルで整備してほしい」

「ITカルテも本土の大学とつながっており、電子カルテを共有することができる。医療でも、IT機器の導入は重要である」

（ヒアリング先の医師談）

13．診療以外の活動

診療以外の活動について、アンケート結果を見ると、「講演」が7割で最も多く、次いで「健康教育」（6割）、「卒後研修の受け入れ」や「健康相談」（5割）などとなっている。ヒアリングにおいても、診療以外の活動の重要性を指摘する意見が多かった。

「学生実習の受け入れも行っているが、教えることで教えられることが多いと感じる。臨床研修の受け入れは難しいが、学生実習の受け入れは2週間に1人のペースで受け持っている」

「市町村合併前に旧村の全集落を対象に「出前相談窓口」を開催し、国保診療所の役割や健康づくりについての啓蒙活動を行った。平成8年2月より立ち上げた高齢者サービス調整会議を現在も継続している。これは、担当者が月1回集合して、高齢者の処遇を取り上げてカンファレンスを行うものであり、それぞれの担当者の悩み事が共有されたり、解決されたりして、良い効果を生んでいる」

「自分が医師として一人前に育ててもらった人情味あふれるこの地域だからこそ、若い研修医もこの地域で育てられると信じて医師臨床研修に力を入れている」

「個人レベルだけではなく地域全体が健康になるように、平成15年度から国保ヘルスアップモデル事業に取り組んできた。そうした取り組みは、厚生労働省のヘルスアップ事業マニュアルに掲載され、さらに平成19年度の厚生労働白書にも掲載された。現在も事業を展開中である」

（ヒアリング先の医師談）

「N先生は診療所の医師というだけでなく、福祉のリーダーとしても住民の中に入ってきて頂いているので、住民からの信頼が厚い。また、住民を対象にした講演会のトークもうまい。医師と患者というバリアがなく、お話ししてくれる。以前は、診療所の医師でも『自分は福祉のことは分からないので、関わらない』という先生もいた」

（ヒアリング先の患者談）

14. 総合医の活動の効果

総合医の活動の効果について、アンケート結果を見ると、「患者さんの安心感が高まる」という効果を挙げる回答が9割で最も多い。次いで、「患者さんの在宅生活におけるＱＯＬが高まる」（7割）、「不必要な受診が抑制され、社会全体の医療費が効率化される」や「地域全体の疾病予防が推進される」（5割）などとなっている。総合医の活動が、患者一人ひとりの安心感や生活に効果を及ぼすだけでなく、社会全体に効果が及ぶものと考えられていることが分かる。

総合医の活動の効果については、特に、患者ヒアリングで強く指摘がなされた。

「地域をみてくれるお医者さんはとても重要。H先生が近くにいると安心。夜寝る時も安心して寝られる。ある晩、具合が悪くなって、診療所に電話したら、H先生も奥さんも留守で、お子さんが出た。おそらく、お子さんから話が言ったと思うが、H先生が帰られてから、すぐに往診に来てくれた。まさか、来てくれるとは思わなかったので、有り難かった」

「信頼の中心は、相談に乗ってくれること。H先生・スタッフの方々が相談に乗ってくれるので、安心であり、心のよりどころとなっている。診療所全体を信頼している。H先生はもちろん、スタッフも信頼している」

（ヒアリング先の患者談）

ヒアリングにおいても、社会全体で総合医を育成していくことが必要であるとの指摘は多くなされたが、一方で、総合医の育成と合わせて医療制度全体の仕組みを再構築することを求める声もあった。

「地域の介護を充実していくためには、急性期病床→回復期病床→介護老人保健施設という流れを作っていくべきである。急性疾患が発生した場合、急性期病床に2週間入り、その後回復期病床に3カ月入ってリハを行う。その後、半年程度介護老人保健施設にいて、在宅に戻っていく、そういう流れをシステム化する必要がある。日本では、特に回復期病床、介護老人保健施設をもっと増やしていく必要がある」

（ヒアリング先の医師談）

15. 総合医の育成において必要なこと

総合医の育成において必要なことは何であろうか。主に教育・研修に焦点を当てて、

- 大学の医学教育
- 卒後研修
- 生涯学習

という3つのステージごとに整理する。

❶大学の医学教育において必要なこと

大学の医学教育で必要なことについて、アンケート結果を見ると、「患者さんとのコミュニケーションについての教育」と「福祉・介護についての教育」「総合診断についての教育」

を挙げる割合が4分の3を占める。また、「ターミナルケアについての教育」（7割）や「地域医療制度・地方行政についての教育」（6割）を挙げる割合も高い。おそらく、現場の医師として、患者や地域住民・地域全体に積極的に関わりながら、人間全体あるいは生活を支えていくための基盤となる知識の習得が求められているものと考えられる。

ヒアリングにおいても、全ての医師がそうした点の重要性を指摘していた。

「全人的、かつ、総合的に診ていく能力の育成が欠けている。そこが、最も求められている。人間を人間としてみる教育は必須。もっと踏み込んだ教育・研修が必要ではないか」

「地域の医師会などとタイアップして臨床の現場に出る機会を持つことは必要ではないか」

「これまで200名超の医学生を現地で受け入れて教育を行ってきたが、医師になる以前の一般的な能力（あいさつや社会的常識など）の不十分な学生が多い。これまでの経験からは、学生は地域医療実習を通じて、チームワークやコミュニケーションの重要性を自分の体験を通じて強く認識するというデータが出ている」

（ヒアリング先の医師談）

❷卒後研修において必要なこと

卒後研修で必要なことについて、アンケート結果を見ると、❶で見た「大学の医学教育において必要なこと」と同様の項目が多く指摘されている。

ヒアリングにおいても、卒後研修の重要性とさらなる充実を指摘する意見が多かった。

「卒後研修では、ぜひ在宅の状況を見てほしい。さらに、開業医にどういう情報を流せば動きやすいか、把握してもらうことが必要である。研修の後、病院勤務医になるとしても、そうしたことを知っておいてほしい」

「卒後研修のうち、2か月間は開業医等で行ってもよいことになった。それは前進であるが、2か月では見学程度に終わってしまうので、もっと期間を長くしてほしい」

「当診療所に研修に来る医師には、まず、患者・住民と話をするようにと言っている。話をすることで、研修医の表情が明るく活発になる。そういうコミュニケーションが大切である。研修医たちにとって（当診療所のような）離島医療実習は好評で、希望者は多い」

「研修医も2年目になると戦力として貴重な存在で、離島医療の医師不足解消に大いに役立っている」

（ヒアリング先の医師談）

❸生涯学習において必要なこと

生涯学習で必要なことについて、アンケート結果をみると、「地域医師会の研修」「学会の研修」を挙げる割合がともに8割となっており、生涯学習の体制作りに対して期待が高いことが分かる。総合医の育成は、卒後研修を終了したらそれで終わりというものではなく、最新の医学やスキル・ノウハウ、医療以外の幅広い知識等を生涯学び続ける必要があるものであり、関係する学会や医師会等の各種団体、行政が協働して生涯学習の体制を作っていくことが求められている。

「開業医として十分な対応ができるようになるためには、開業してから10年〜15年かかる。(医療だけでなく) 地域の状況がよく分からないといけない。診察以外のことを学ぶ必要もある。健康教育のやり方一つとっても、経験していかないと体得できない」

「臨床医は日々の仕事自体が学習であり、その日の疑問をしっかりと言語化して、できるだけ早期に解決していく姿勢が必要である。文献検索やEBM的手法も取り組んだ方が望ましい。自分ではなかなか検索しないが、3人の優れたEBMアドバイザーと日頃から交流している。このように自分で検索しなくとも、人的ネットワークで物事を解決していくのも生涯学習にとっては重要である」

「離島にいると、自分だけ時代の流れに取り残されているのではないかという不安や恐怖が募ってくる。それを解消するためには、定期的に研修でき、学会などにも安心して参加できるような支援体制づくりが必要である」

「学会等が生涯学習のシステムをしっかりと構築し、会員がその教材を定期的に勉強することで知識技能をアップデートできるようにしておく必要がある」

（ヒアリング先の医師談）

16. 総合医の活動を行う上での要望事項

総合医の活動を行う上で行政や社会全体に要望する事項について、アンケートで寄せられた自由回答を整理すると、以下のような指摘が多くなされている。

●必要な予算は付けてほしい（指摘率18・6％）
●医療のグランドデザインを構築してほしい（指摘率13・5％）
●かかりつけ医の活動状況を知ってほしい（指摘率11・5％）

「必要な予算は付けてほしい」とする代表的な自由回答は左記の通りである。

「現在、行政が医療に関して無策すぎる。医療は金がかかるので、応分の公金の投入が必要」

「診療報酬体系以外の医療行為に報いる方法を検討して下さい」

「医療費の抑制だけでなく、まともな医療を行うための人の配置設備をふまえた、病院・開業医・地域医療のコストを積算してみてください。医師の労働は過重労働そのものです。

参考資料1

三交代の医師勤務の体制での病院コスト、更には社会的にみた専門医の配置をした場合のコストをいま一度、考えてみてください」

「医療のグランドデザインを構築してほしい」とする代表的な自由回答は左記の通りである。

「医師の増員（どの科のDr.が、どの地域で、どの位必要なのかのグランドデザインの策定）」

「医師が過労でたおれない程度に医師の定員を増やす。つまり医学部の定員を増やす」

「卒業後10年以内の医師に対してこの間の2年間を救急医療、へき地医療にそれぞれ1年間勤務する制度を早く実現してほしい」

「かかりつけ医の活動状況を知ってほしい」とする代表的な自由回答は左記の通りである。

「医療活動の基本は、患者さんとのコミュニケーションにある。心温かい『人間の医学』が基本にならなければならない。研修医実習での病院研修は、往診もしない病院では本当のプライマリ・ケアは体験できない。開業医の実の姿を見せ、体験させるチャンスが殆ど考慮されていない」

「どうか医師の仕事に理解をもってほしいです。不必要なバッシングは、ただでさえ疲れ切っている医師を追い込むことになってしまうと思います。私自身、現在2人体制のところを、殆ど1人でやっているので、疲れ果てていて、あまり前向きな意見が書けません」

参考資料１

勤務している医療機関の種類（n=156）

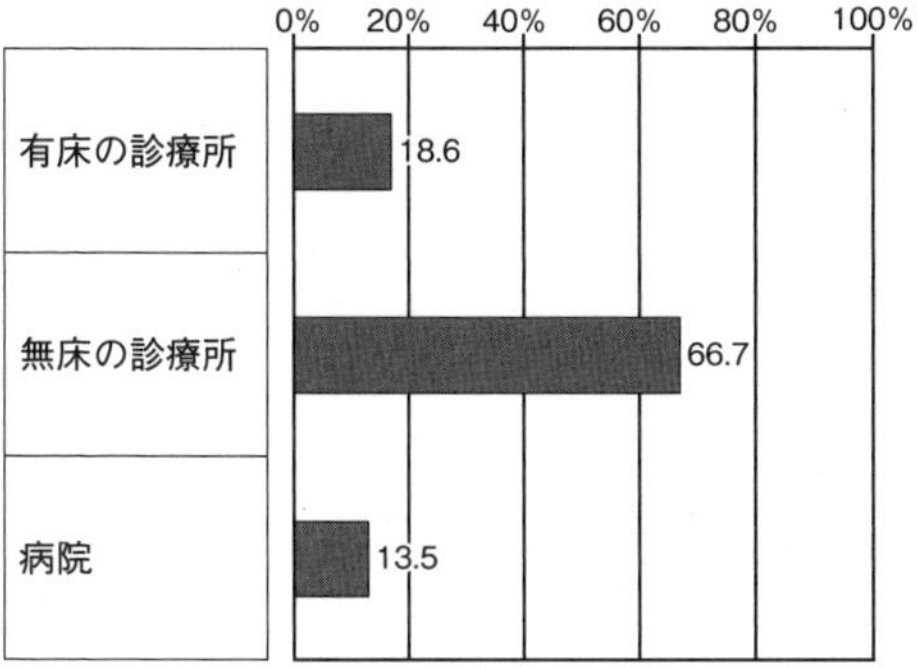

	人口10万以上の市	人口10万未満の市	町	村	島嶼部
	(n=74)	(n=33)	(n=34)	(n=7)	(n=8)
有床の診療所	6.8%	21.2%	26.5%	42.9%	62.5%
無床の診療所	85.1%	57.6%	47.1%	57.1%	25.0%
病院	8.1%	18.2%	23.5%	0.0%	12.5%

勤務している医療機関の診療科目（当てはまるもの全て／n=156）

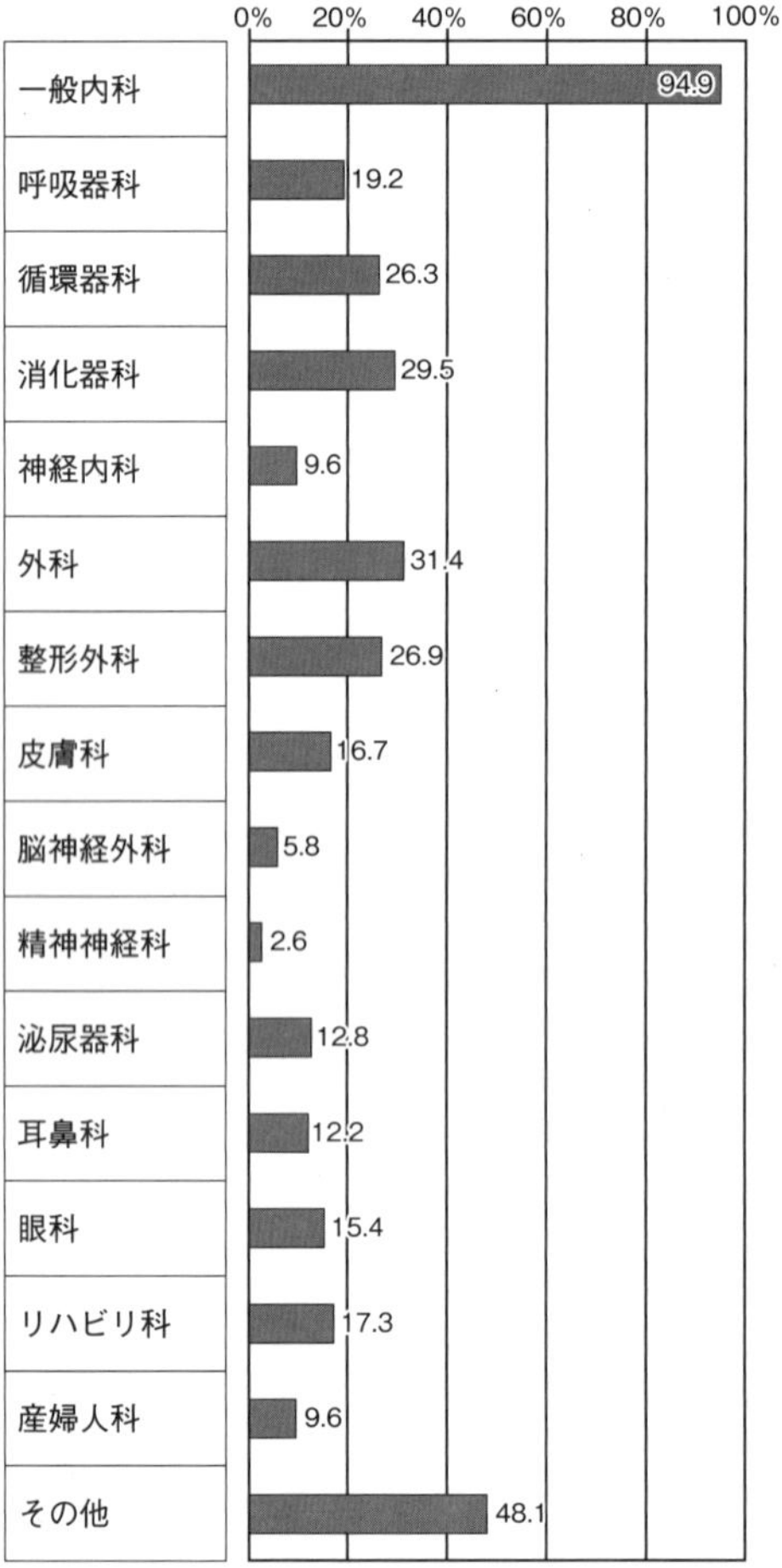

参考資料1

大学・大学院での専攻（n=156）

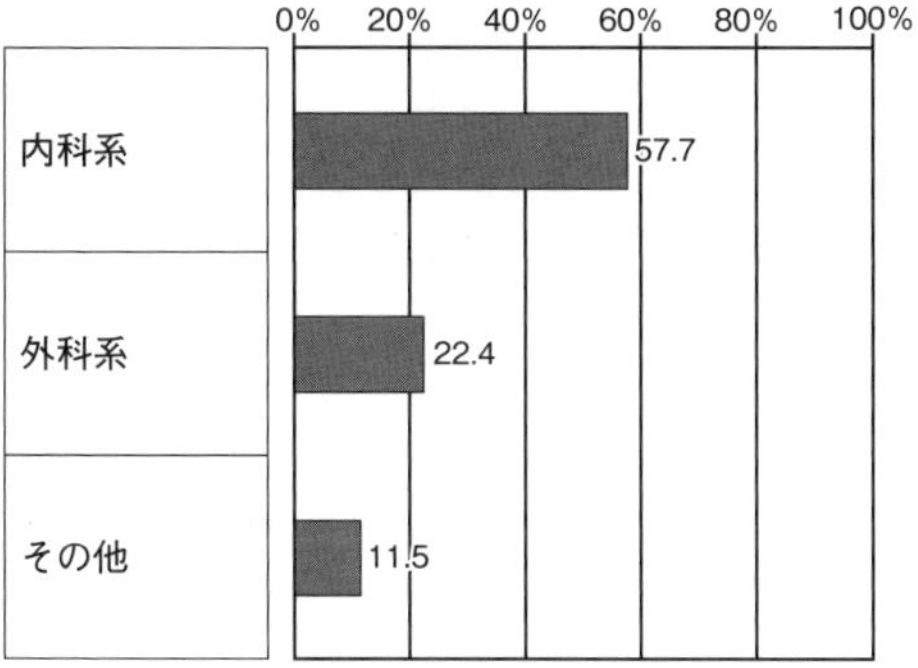

	人口10万以上の市	人口10万未満の市	町	村	島嶼部
	(n=74)	(n=33)	(n=34)	(n=7)	(n=8)
内科系	66.2%	60.6%	44.1%	28.6%	50.0%
外科系	17.6%	21.2%	29.4%	0.0%	50.0%
その他	13.5%	9.1%	8.8%	28.6%	0.0%

医師になったときに、どのような医師になろうと思ったか（n=156）

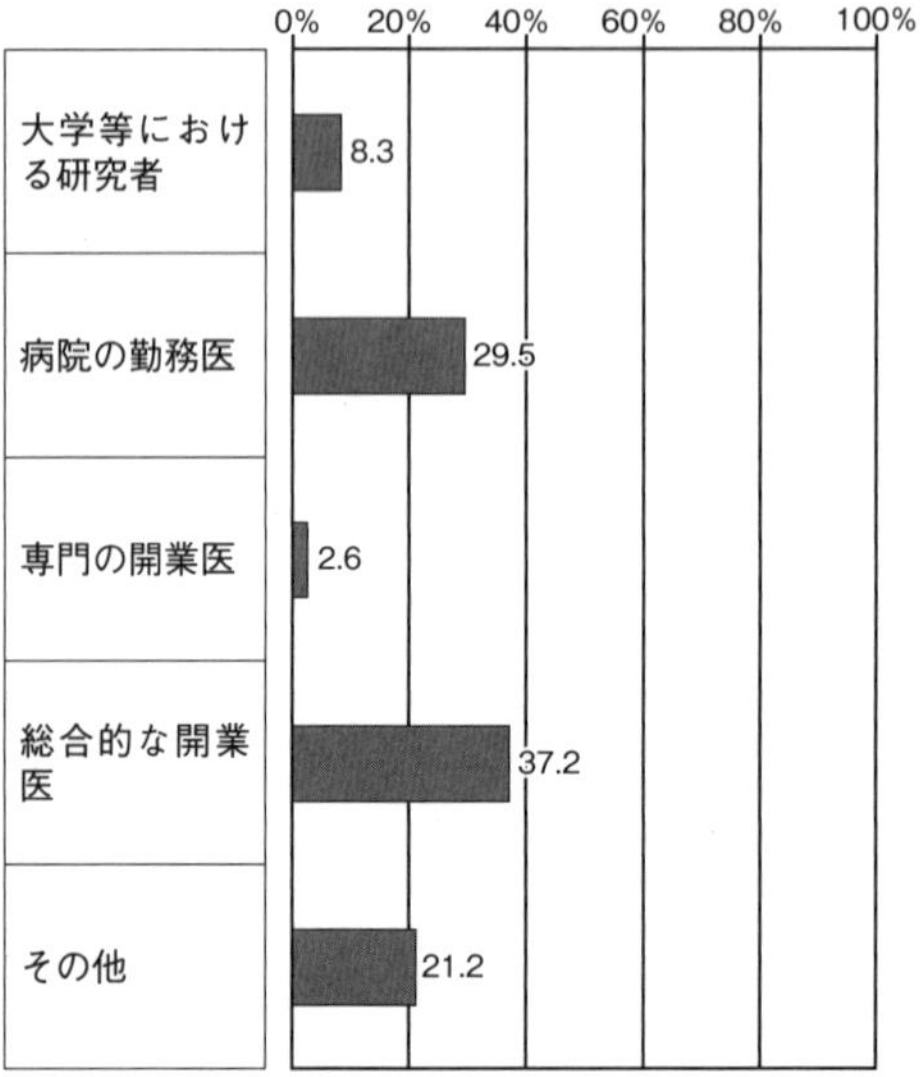

参考資料1

現在の勤務先に勤務するようになった経緯（n=156）

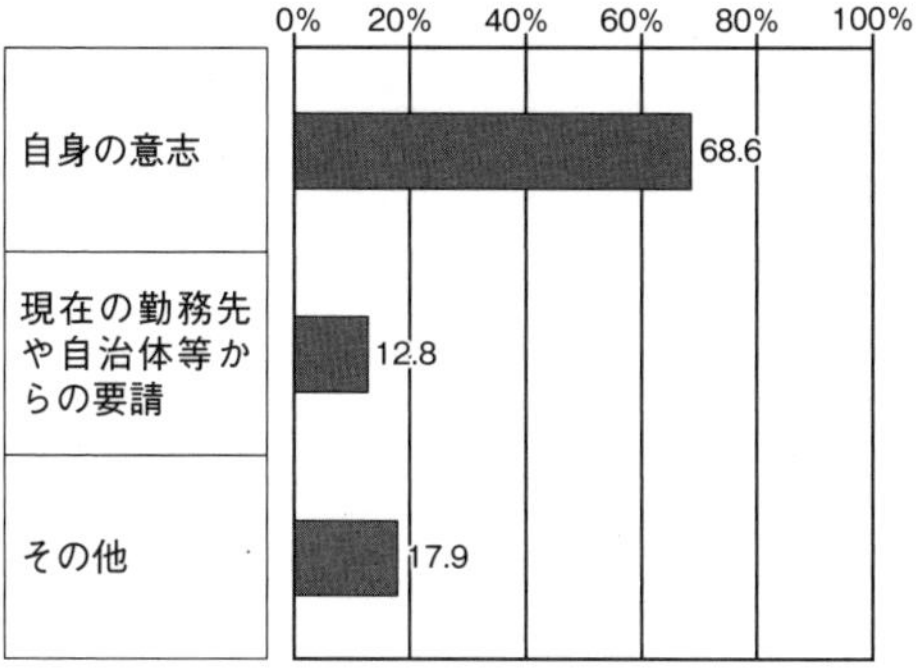

	人口10万以上の市	人口10万未満の市	町	村	島嶼部
	(n=74)	(n=33)	(n=34)	(n=7)	(n=8)
自身の意志	83.8%	57.6%	52.9%	28.6%	75.0%
現在の勤務先や自治体等からの要請	5.4%	15.2%	20.6%	42.9%	12.5%
その他	9.5%	24.2%	29.4%	28.6%	12.5%

1日平均して診察する外来患者数（n=156）

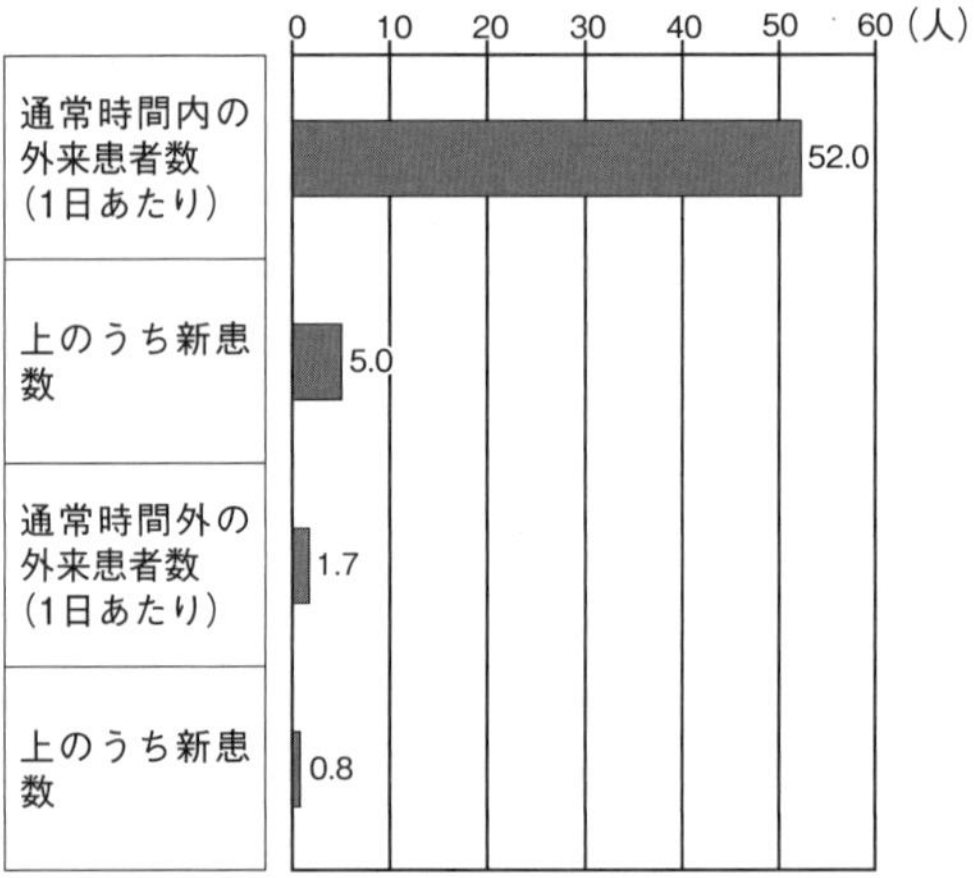

往診や訪問診療の実施（n=156）

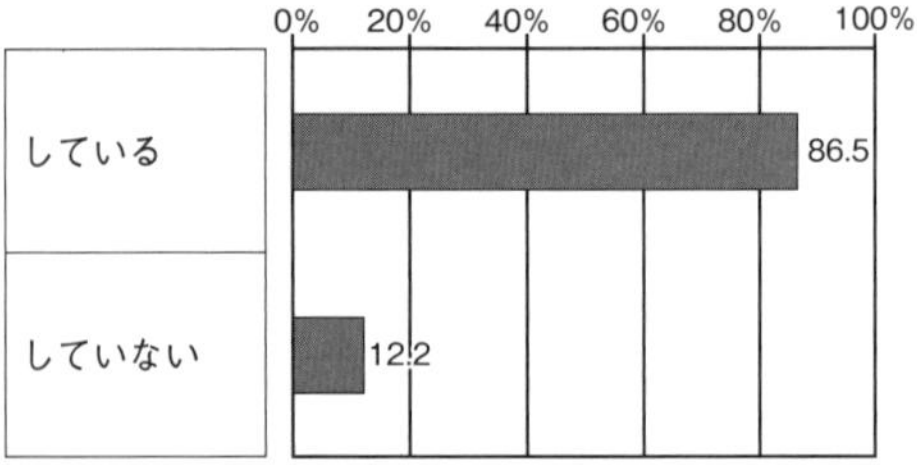

参考資料1

1週間平均して往診・訪問診療する患者数（n=156）

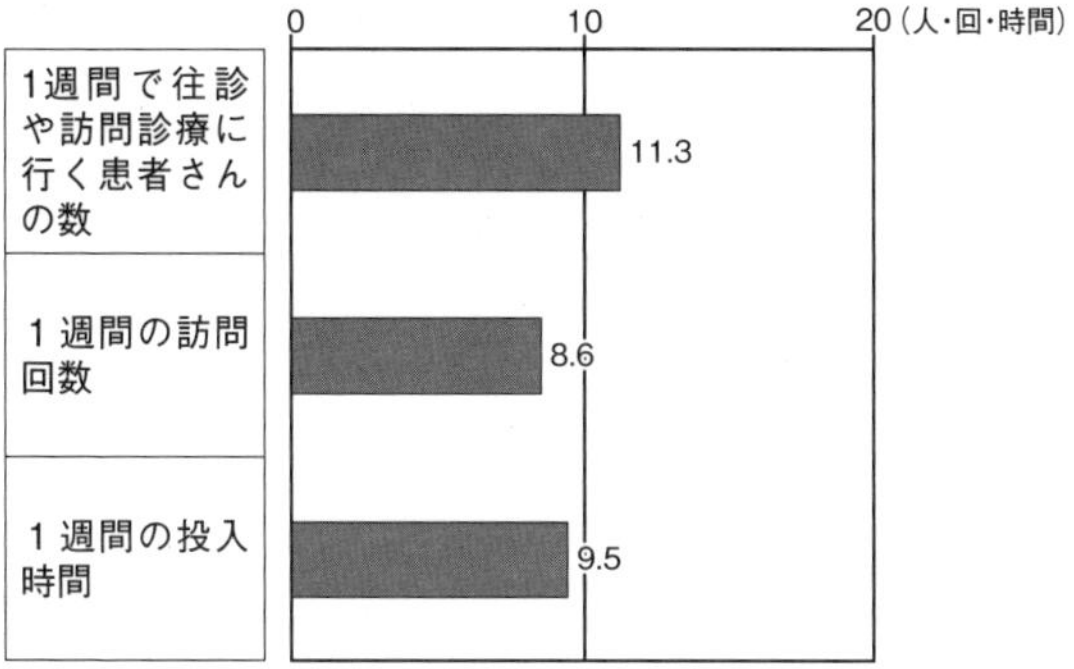

往診や訪問診療の課題（n=135）

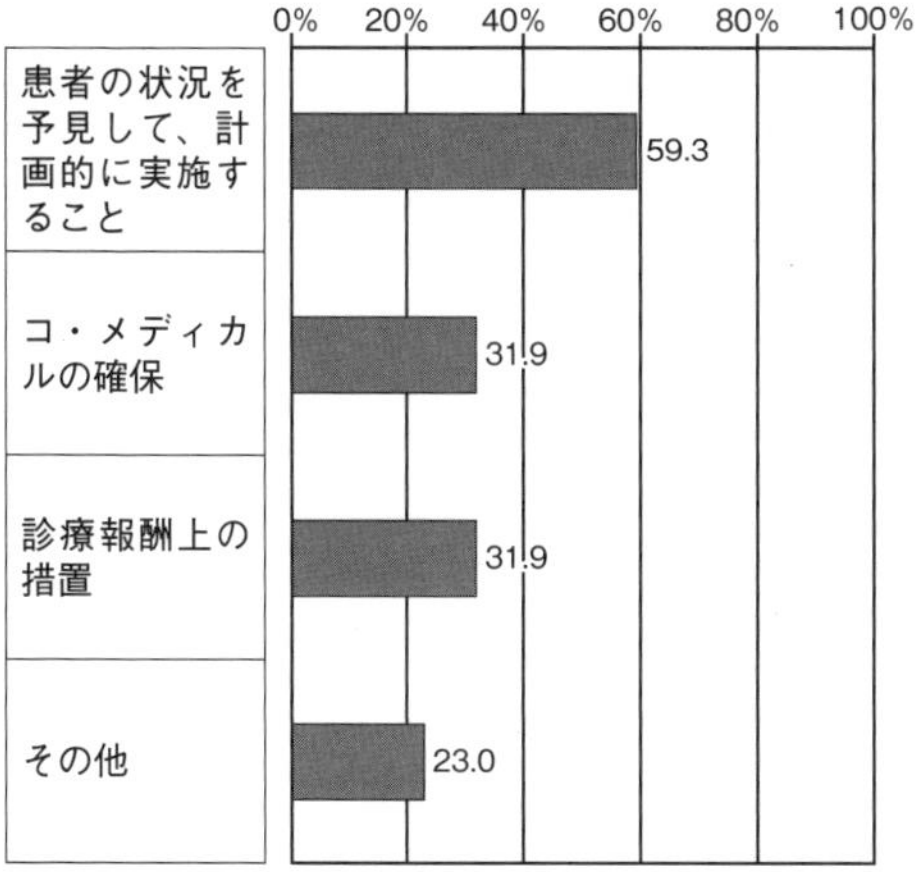

参考資料2　総合医に関わる基礎的な統計データ

年齢区分別人口の推移

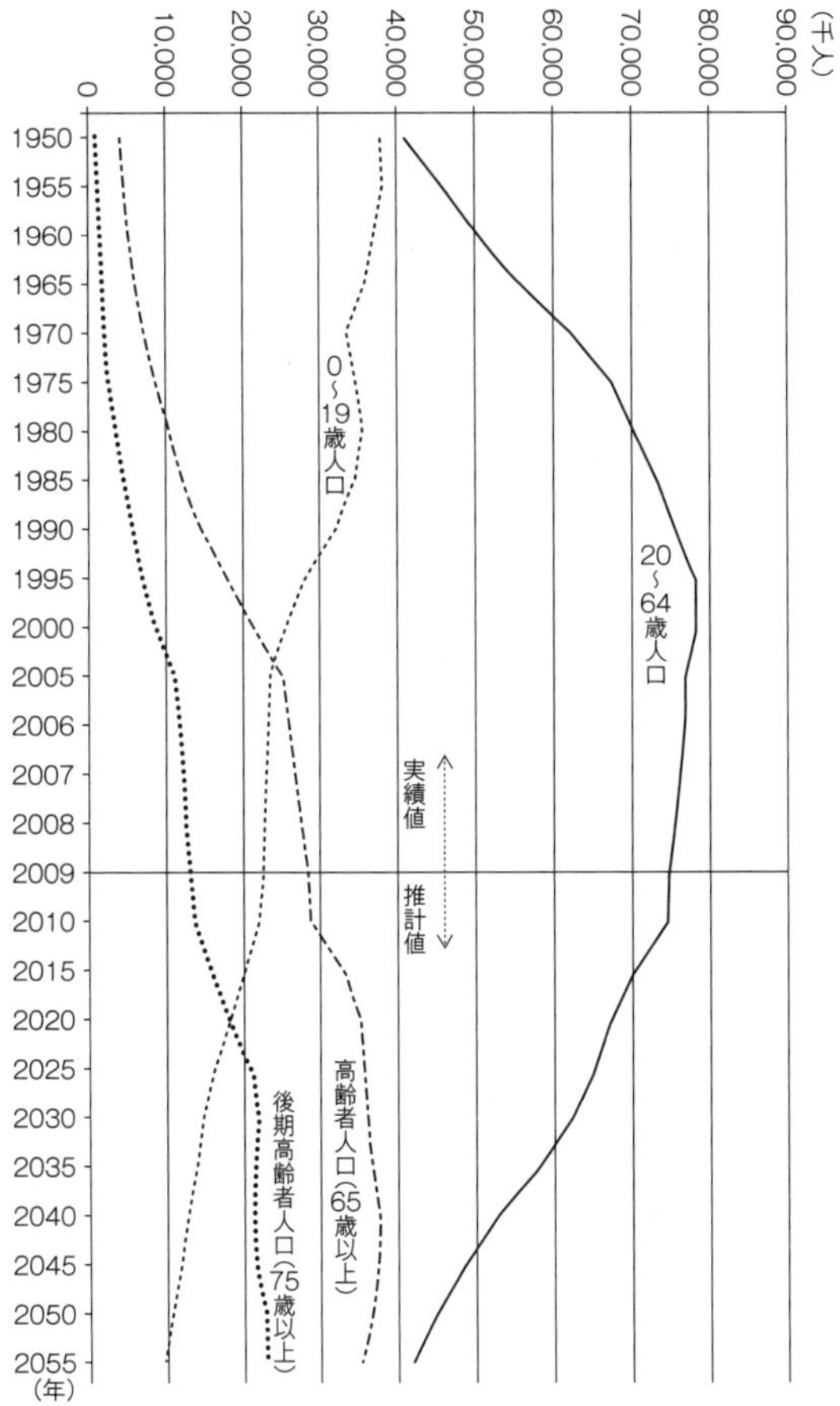

資料：総務省統計局「国勢調査報告」、「人口推計」、国立社会保障・人口問題研究所
「日本の将来推計人口」(平成18年12月推計)
(注)2009年までは実績値。2010年以降は出生中位推計値

医療施設（病院・診療所）数の推移

年次	病院	(再掲)国立	(再掲)公的	(再掲)その他	一般診療所	歯科診療所
1877（明治10)年	159	12	112	35		
1882（　15)	626	(330)		296		
1892（　25)	576	(198)		378		
1897（　30)	624	3	156	465		
1902（　35)	746	4	151	591		
1907（　40)	807	5	101	691		
1926（大正15)	3,429	(1,680)		1,749		
1930（昭和 5)	3,716	(1,683)		2,033		
1935（　10)	4,625	(1,814)		2,811	35,772	18,066
1940（　15)	4,732	(1,647)		3,085	36,416	20,290
1945（　20)	645	(297)		348	6,607	3,660
1950（　25)	3,408	383	572	2,453	43,827	21,380
1955（　30)	5,119	425	1,337	3,357	51,349	24,773
1960（　35)	6,094	452	1,442	4,200	59,008	27,020
1965（　40)	7,047	448	1,466	5,133	64,524	28,602
1970（　45)	7,974	444	1,388	6,142	68,997	29,911
1975（　50)	8,294	439	1,366	6,489	73,114	32,565
1980（　55)	9,055	453	1,369	7,233	77,611	38,834
1985（　60)	9,608	411	1,369	7,828	78,927	45,540
1990（平成 2)	10,096	399	1,371	8,326	80,852	52,216
1995（　7)	9,606	388	1,372	7,846	87,069	58,407
1996（　8)	9,490	387	1,368	7,735	87,909	59,357
1997（　9)	9,413	380	1,369	7,664	89,292	60,579
1998（　10)	9,333	375	1,369	7,589	90,556	61,651
1999（　11)	9,286	370	1,368	7,548	91,500	62,484
2000（　12)	9,266	359	1,373	7,534	92,824	63,361
2001（　13)	9,239	349	1,375	7,515	94,019	64,297
2002（　14)	9,187	336	1,377	7,474	94,819	65,073
2003（　15)	9,122	323	1,382	7,417	96,050	65,828
2004（　16)	9,077	304	1,377	7,396	97,051	66,557
2005（　17)	9,026	294	1,362	7,370	97,442	66,732
2006（　18)	8,943	292	1,351	7,300	98,609	67,392
2007（　19)	8,862	291	1,325	7,246	99,532	67,798
2008（　20)	8,794	276	1,320	7,198	99,083	67,779

資料：内務省「衛生局年報」(明治８年～昭和 12 年)、厚生省「衛生年報」(昭和 13 年～昭和 27 年)、厚生労働省大臣官房統計情報部「医療施設調査」(昭和 28 年～)

(注)（　）内は、公的総数

参考資料2

医師数の推移

	医師数(人)	人口10万対医師数
1955年（昭和30年）	94,563	105.9
1960年（昭和35年）	103,131	110.4
1965年（昭和40年）	109,369	111.3
1970年（昭和45年）	118,990	114.7
1975年（昭和50年）	132,479	118.4
1980年（昭和55年）	156,235	133.5
1984年（昭和59年）	181,101	150.6
1986年（昭和61年）	191,346	157.3
1988年（昭和63年）	201,658	164.2
1990年（平成2年）	211,797	171.3
1992年（平成4年）	219,704	176.5
1994年（平成6年）	230,519	184.4
1996年（平成8年）	240,908	191.4
1998年（平成10年）	248,611	196.6
2000年（平成12年）	255,792	201.5
2002年（平成14年）	262,687	206.1
2004年（平成16年）	270,371	211.7
2006年（平成18年）	277,927	217.5
2008年（平成20年）	286,699	224.5

資料:厚生労働省大臣官房統計情報部「医師・歯科医師・薬剤師調査」

診療科名（主たる）別にみた医療施設に従事する医師数

平成20(2008)年12月31日現在

		医師数(人)	構成割合(%)			平均年齢(歳)
			総数	男	女	
		271,897	100.0	100.0	100.0	48.3
	（従事する診療科）					
1	内科	62,845	23.1	24.2	18.3	55.7
2	呼吸器内科	4,578	1.7	1.7	1.7	42.6
3	循環器内科	10,144	3.7	4.1	2.1	43.7
4	消化器内科(胃腸内科)	11,187	4.1	4.4	2.7	45.4
5	腎臓内科	2,597	1.0	0.9	1.3	41.7
6	神経内科	3,890	1.4	1.4	1.6	44.0
7	糖尿病内科（代謝内科）	2,954	1.1	0.9	1.8	42.8
8	血液内科	1,867	0.7	0.7	0.7	41.8
9	皮膚科	8,214	3.0	2.2	6.8	48.8
10	アレルギー科	177	0.1	0.1	0.1	50.4
11	リウマチ科	913	0.3	0.3	0.3	44.3
12	感染症内科	353	0.1	0.1	0.1	47.1
13	小児科	15,236	5.6	4.7	9.9	49.2
14	精神科	13,534	5.0	4.9	5.5	49.3
15	心療内科	883	0.3	0.3	0.4	50.7
16	外科	16,865	6.2	7.2	1.6	50.8
17	呼吸器外科	1,445	0.5	0.6	0.2	43.3
18	心臓血管外科[3)]	2,889	1.1	1.2	0.3	43.3
19	乳腺外科	913	0.3	0.3	0.5	45.1
20	気管食道外科	91	0.0	0.0	0.0	44.5
21	消化器外科（胃腸外科）	4,224	1.6	1.8	0.4	44.6
22	泌尿器科	6,324	2.3	2.7	0.5	46.9
23	肛門外科	439	0.2	0.2	0.1	56.0
24	脳神経外科	6,398	2.4	2.8	0.5	46.7
25	整形外科	19,273	7.1	8.3	1.5	48.7
26	形成外科	2,109	0.8	0.7	1.1	40.6
27	美容外科	411	0.2	0.2	0.1	44.5
28	眼科	12,627	4.6	3.6	9.5	48.8
29	耳鼻いんこう科	8,936	3.3	3.3	3.4	50.8
30	小児外科	659	0.2	0.2	0.2	44.6
31	産婦人科	10,012	3.7	3.3	5.3	50.7
32	産科	377	0.1	0.1	0.2	45.3
33	婦人科	1,572	0.6	0.5	0.9	58.0
34	リハビリテーション科	1,916	0.7	0.7	0.7	50.7
35	放射線科	5,187	1.9	1.9	2.2	43.6
36	麻酔科	7,067	2.6	2.1	4.7	41.9
37	病理診断科	1,374	0.5	0.5	0.6	47.8
38	臨床検査科	389	0.1	0.1	0.1	49.8
39	救急科	1,945	0.7	0.8	0.4	39.7
40	臨床研修医	14,546	5.3	4.3	10.1	27.8
41	全科	256	0.1	0.1	0.1	44.8
42	その他	2,642	1.0	0.9	1.2	50.1
43	不詳	1,639	0.6	0.6	0.6	52.1

注:1)平成20年4月1日医療法施行令の一部改正により、診療科名については、従来、省令に具体的名称を限定列挙して規定していた方式から、身体の部位や患者の疾患等、一定の性質を有する名称を診療科名とする方式に改められた。
2)複数の診療科に従事している場合の主として従事する診療科と、1診療科のみに従事している場合の診療科である。
3)心臓血管外科には循環器外科を含む。

資料:厚生労働省「医師・歯科医師・薬剤師調査」平成20年

参考資料 2

大学の医学部医学科の学生数

専攻	年度	計（1年次～6年次）			男性の割合	女性の割合
		計	男性	女性		
医学部医学科	平成 14 年度	47,014	31,416	15,598	66.8%	33.2%
医学部医学科	平成 15 年度	46,860	31,282	15,578	66.8%	33.2%
医学部医学科	平成 16 年度	46,808	31,293	15,515	66.9%	33.1%
医学部医学科	平成 17 年度	46,871	31,439	15,432	67.1%	32.9%
医学部医学科	平成 18 年度	46,800	31,469	15,331	67.2%	32.8%
医学部医学科	平成 19 年度	46,767	31,500	15,267	67.4%	32.6%
医学部医学科	平成 20 年度	47,115	31,983	15,132	67.9%	32.1%

資料：文部科学省「学校基本調査」

医療費の動向

年度	老人医療費（兆円）	国民医療費（兆円）	※（　）内は老人医療費の国民医療費に占める割合		国民医療費の対国民所得比	国民医療費の対GDP比	（参考）総保健医療支出の対GDP比	（診療報酬改定）	（主な制度改正）
1985	4.1	16.0		25.4	6.1	4.9	6.7		
1990	5.9	20.6		28.8	5.9	4.6	6.0		
1995	8.9	27.0		33.1	7.2	5.4	6.9		
2000	11.2	30.1		37.2	8.1	6.0	7.7	0.20%	・介護保険制度施行 ・高齢者１割負担導入
2001	11.7	31.1		37.5	8.6	6.3	7.9		
2002	11.7	31.0	老人医療の対象年齢の引上げ 70歳以上 (～H14.9) →75歳以上 (H19.10～)	37.9	8.7	6.3	8.0	▲2.7%	
2003	11.7	31.5		36.9	8.8	6.4	8.1		・高齢者１割負担徹底
2004	11.6	32.1		36.1	8.8	6.4	8.0	▲1.0%	・被用者本人３割負担等
2005	11.6	33.1		35.1	9.1	6.6	8.2		
2006	11.3	33.1		34.0	8.9	6.5	8.1	▲3.16%	・現役並み所得高齢者3割負担等
2007	11.3	34.1		33.0	9.1	6.6			

資料：厚生労働省

参考資料 2

【参考】社会保障の給付と負担の見通し・・・Bケース（低目の経済成長）

	2006年度（平成18）		2011年度（平成23）		2015年度（平成27）		（参考）2025年度（平成37）	
	兆円	%	兆円	%	兆円	%	兆円	%
社会保障給付費	89.8 (91.0)	23.9 (24.2)	104 (109)	25.3 (26.5)	115 (125)	26.5 (28.8)	136 (158)	27.7 (32.1)
年金	47.4 (47.3)	12.6 (12.6)	54 (55)	13.1 (13.5)	58 (63)	13.4 (14.5)	62 (73)	12.5 (14.8)
医療	27.5 (28.5)	7.3 (7.6)	32 (34)	7.9 (8.4)	37 (40)	8.5 (9.2)	48 (56)	9.7 (11.4)
福祉等	14.9 (15.2)	4.0 (4.1)	18 (19)	4.4 (4.7)	20 (22)	4.6 (5.0)	27 (29)	5.4 (6.0)
うち介護	6.6 (6.9)	1.8 (1.8)	8 (10)	2.0 (2.4)	10 (12)	2.3 (2.8)	16 (19)	3.2 (3.8)
社会保障に係る負担	82.8 (84.3)	22.0 (22.4)	99 (103)	24.1 (25.2)	111 (118)	25.7 (27.3)	137 (158)	27.8 (32.0)
保険料負担	54.0 (54.8)	14.4 (14.6)	22.0 (22.4)	15.4 (15.9)	71 (74)	16.4 (17.1)		
公費負担	28.8 (29.5)	7.7 (7.8)	36 (38)	8.7 (9.3)	15.4 (15.9)	9.3 (10.2)		
国民所得	375.6	—	411	—	432	—	492	—

注 1）%は対国民所得。額は、各年度の名目額（将来の額は現在価格ではない）。
注 2）公費は、2009 年度に基礎年金国庫負担割合が 1/2 に引き上げられたものとしている。
注 3）カッコ外の数値は改革反映、カッコ内の数値は改革前のもの。
資料：厚生労働省「社会保障の給付と負担の見通し－平成 18 年 5 月－」

国民医療費の構造(平成 19 年度)

国民医療費	34 兆 1,360 億円
一人当たり医療費	267,200 円

国民医療費の制度別内訳

(%)

医療保険等給付分	49.1	政管健保	11.4
		組合健保	8.7
		共済組合	2.8
		船員保険	0.1
		国保	25.4
		労災等	0.8
老人保健給付分	30.1		
公費負担医療給付分	6.7		
患者負担分	14.1		

国民医療費の負担(財源別)

(%)

公費	36.7	国庫	24.7
		地方	12.0
保険料	49.2	事業主	20.3
		被保険者	28.9
患者負担	14.1		

●被保険者負担には、国民健康保険の保険料が含まれている。

国民医療費の分配

(%)

入院	36.9	病院	35.5
		一般診療所	1.4
入院外	38.2	病院	15.2
		一般診療所	23.0
歯科診療	7.3		
薬局調剤	15.0		
入院時食事・生活	2.4		
訪問看護	0.2		

医療機関の費用構造

(%)

医療サービス従事者［医師、歯科医師、薬剤師、看護師等］	49.4
医薬品	21.7
医療材料［診療材料、給食材料等］	6.1
委託費	5.2
経費、その他［光熱費、賃借料、支払利息等］	17.7

平成 19 年度国民医療費、医療経済実態調査(平成 19 年 6 月)結果等に基づき推計
資料:厚生労働省

参考資料2

OECD加盟国の医療費の状況(2007年)

国名	総医療費の対GDP比(%)	順位	一人当たり医療費(ドル)	順位	備考
アメリカ合衆国	16.0	1	7,290	1	
フランス	11.0	2	3,601	8	
スイス	10.8	3	4,417	3	*
ドイツ	10.4	4	3,588	10	
ベルギー	10.2	5	3,595	9	*
カナダ	10.1	6	3,895	5	
オーストリア	10.1	6	3,763	7	
ポルトガル	9.9	8	2,150	23	※
オランダ	9.8	9	3,837	6	*
デンマーク	9.8	9	3,512	11	
ギリシャ	9.6	11	2,727	18	
アイスランド	9.3	12	3,319	14	
ニュージーランド	9.2	13	2,510	22	
スウェーデン	9.1	14	3,323	13	
ノルウェー	8.9	15	4,763	2	
オーストラリア	8.7	16	3,137	15	※
イタリア	8.7	16	2,686	19	
スペイン	8.5	18	2,671	20	
イギリス	8.4	19	2,992	16	
フィンランド	8.2	20	2,840	17	
日本	8.1	21	2,581	21	※ 307,139円
スロバキア	7.7	22	1,555	26	
アイルランド	7.6	23	3,424	12	
ハンガリー	7.4	24	1,388	27	
ルクセンブルク	7.3	25	4,162	4	※ *
韓国	6.8	26	1,688	24	
チェコ	6.8	26	1,626	25	
ポーランド	6.4	28	1,035	28	
メキシコ	5.9	29	823	29	
トルコ	5.7	30	618	30	※
OECD平均	8.9	—	2,964	—	

資料：OECD HEALTH DATA 2009
(注1) 上記各項目の順位は、OECD加盟国間におけるもの
(注2) ※の数値は2006年のデータ(ただし、トルコのみ2005年のデータ)
(注3) *の数値は予測値
(注4) 日本円については、日本銀行「基準外国為替相場」により算出(アメリカ合衆国通貨1米ドルにつき本邦通貨119円)
(注5) OECDの各国比較に利用される医療費は、予防サービスなども含み、日本の国民医療費よりも範囲が広い。

OECD各国の医師数・一般医（GP）数（人口1,000人当たり。2008年）

	医師	一般医（GP）
オーストリア	4.60	1.53
フィンランド	2.72	1.03
イギリス	2.61	0.76
ニュージーランド	2.46	0.85
韓国	1.86	0.68
ドイツ	3.56	0.65
ノルウェー	4.01	0.48
アメリカ	2.43	0.30
日本	2.15	−

資料：OECD Health Data 2010

参考資料 2

OECD各国の1人当たり年間医療機関受診回数と平均在院日数（急性期医療）

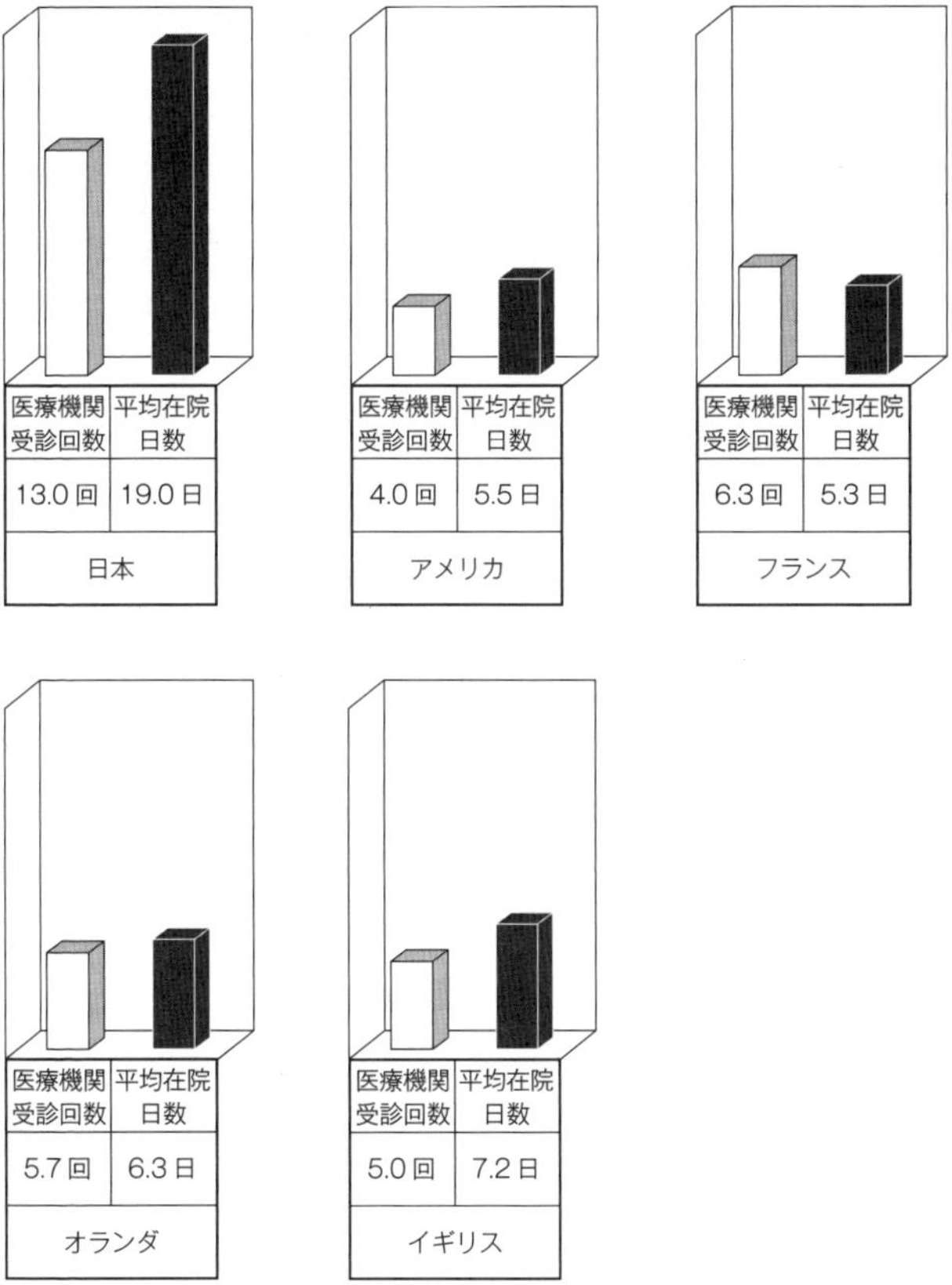

資料: OECD Health Data 2010

あとがき

約9年前だが、私の所属する国民健康保険中央会で「地域における包括的な保健・医療のあり方に関する研究」というテーマで研究が行われた。この研究は、地域住民の医療や健康に対する安心を高め、医療資源の無駄を排除して国民皆保険体制を将来に亘って維持するための方策を検討することを目的としたもので、その後も様々なテーマで研究が重ねられ、総合医の体制を整備することが喫緊の課題であるとの認識が強まった。そして、一連の研究の集大成ともいえるのが、平成22年にとりまとめられた「総合医体制整備に関する研究」である。

ご存じのとおり、わが国では世界でも類をみないスピードで高齢化が進んでいる。一般に高齢者は、いくつかの病気を抱えている。つまりこれからの日本では複数の病気を抱える人が増えると予想される。この状況で、たくさんの診療科がある大病院をいきなり受診するのは、患者がどの専門医を受診するのかを判断することであり、医療の専門家でない多くの患者には無理な話である。まずは総合医を受診して診断をつけてもらい、必要に応じて専門医を受診する。これが、患者にとっても、医師にとってもあるべき姿ではないのか。

現在の日本では、専門医が多くを占め、総合医があまりにも少ない。このような医療体制では、専門医が専門医療に集中することもできない。また、近くに病院がなく住民が診療所に頼らざるを得ない地域では、しっかりとした総合医が必要とされる。よりよい医療体制のためにも地域医療を構築するためにも総合医は必要となってくるのである。

この本では、水野肇氏とともに総合医の必要性を提言した。これは、前述の研究の内容も活用しているが、総合医とはどういう医師か、どうして必要なのか、実際にあった事例や総合医としてご活躍されている先生との対談などを盛り込み、一般の方が読んでもわかりやすいようにまとめたつもりである。

医療保険者、患者、医師、医療に関係するすべての人に、総合医の必要性が伝われば幸いである。

最後に、本書の編集・制作にあたり、リベルタス・コンサルティングの中島氏には、献身的な御協力をいただいた。この場をお借りして心より感謝したい。

田中一哉

執筆者等一覧

第1章　総合医時代の到来〈水野　肇〉
第2章　総合医とは〈中島俊一〉
第3章　総合医体制整備のメリット〈中島俊一〉
第4章　総合医の育成・認定〈中島俊一〉
第5章　総合医を語る～水野　肇インタビュー～〈水野　肇〉
第6章　海外の参考事例〈水野　肇・中島俊一〉
参考資料1　わが国の総合医に関する実態調査結果〈国民健康保険中央会調査〉
参考資料2　総合医に関わる基礎的な統計データ〈水野　肇・中島俊一　編集〉

高久　史麿（たかく　ふみまろ）
自治医科大学学長・日本医学会会長。1931年東京都生まれ。東京大学医学部医学科卒業後、自治医科大学内科教授、東京大学医学部第三内科教授、東京大学医学部長、国立病院医療センター院長、国立国際医療センター総長等を経て現職。著書は、『新臨床内科学 第9版』（医学書院）、『最新版 家庭医学大全科』（法研）、『医の現在』（岩波新書）など多数。紫綬褒章、井上春成賞など受賞多数。

水野　肇（みずの　はじめ）
医事評論家。1927年大阪府生まれ。1948年大阪外語卒。1948年山陽新聞記者。1960年山陽新聞紙上に連載した『ガン・シリーズ』で日本新聞協会賞受賞。退社後、医学、医療問題のフリーライターとなり、税制調査会特別委員、ＮＨＫ解説委員、社会保険審議会委員などを経て、医療審議会、医療保険福祉審議会・脳死臨調委員等、各委員を歴任。著書に『医療はどこで間違ったのか』（リベルタス・クレオ）、『誰も書かなかった日本医師会』（草思社）など多数。

田中　一哉（たなか　かずや）
㈳国民健康保険中央会常務理事。1944年福岡県生まれ。1967年より㈳国民健康保険中央会勤務。施設部長、事業部長、企画部長、審議役、理事などを歴任、2010年4月より現職。「長野県の低医療費要因分析」「糖尿病予防対策」「総合医体制整備に関する研究会」等々健康と医療問題に取り組む。その他、厚労省「保険者による健診・保健指導の円滑な実施に関する検討会」委員他、公益法人の評議員等を多数兼任。

総合医の時代

2011年7月12日　初版発行

監　　修　高久史磨
編集代表　水野　肇　田中一哉
発 行 者　高本哲史
発 行 所　株式会社　社会保険出版社
〒101-0064　東京都千代田区猿楽町1-5-18
電話（03）3291-9841（代表）　振替00180-8-2061
［大阪支局］〒541-0059　大阪市中央区博労町4-7-5
電話（06）6245-0806
［九州支局］〒812-0011　福岡市博多区博多駅前3-27-24
電話（092）413-7407

印刷・製本　大日本印刷株式会社
定価：本体 2,000 円＋税

ISBN978-4-7846-0248-3 C3036 ¥2000E